Inhalt

Vorwort.. Seite 7

Einleitung... Seite 9

Die Wirbelsäule:
Aufbau und Funktion......................... Seite 16

1. Schritt:
Welche Symptome hast du?............... Seite 21

2. Schritt:
Analysiere den Schmerz..................... Seite 26

3. Schritt:
Gehe der Ursache auf den Grund.... Seite 31

    3.1 Spezifische
        Rückenschmerzen............... Seite 38

    3.2 Unspezifische
        Rückenschmerzen............... Seite 45

Rücken-
schmerzen

*Mit der Schritt-für-Schritt-Anleitung
die Ursache erkennen, erfolgreich
behandeln und endlich wieder
schmerzfrei leben*

MARIO DINGES

Copyright © 2017 Mario Dinges

www.1fachgesund.de

ISBN-13: 978-1978404540
ISBN-10: 1978404549

Herstellung und Druck:
Siehe Eindruck auf der letzten Seite

Alle Rechte vorbehalten. Die Inhalte dieses Werkes unterliegen dem deutschen Urheberrecht. Die Vervielfältigung, Bearbeitung, Verbreitung und jede Art der Verwertung außerhalb der Grenzen des Urheberrechtes bedürfen der schriftlichen Zustimmung des jeweiligen Autors bzw. Erstellers.

4. Schritt:
Die Akutbehandlung............ Seite 49

5. Schritt:
Beseitige die Ursache............ Seite 54

   5.1 Gewohnheiten............ Seite 55

   5.2 Bewegung............ Seite 62

   5.3 Faszientraining............ Seite 65

   5.4 Arbeitsplatz............ Seite 69

   5.5 Ernährung............ Seite 72

   5.6 Psychische Ursachen......... Seite 74

   5.7 Degenerative
       Wirbelsäule............ Seite 75

   5.8 Rehabilitationsphase.......... Seite 77

6. Schritt:
Ergänzende Therapien............ Seite 79

6.1 Osteopathie.......................... Seite 79

6.2 Chiropraktik........................ Seite 80

6.3 Physiotherapie..................... Seite 82

6.4 Elektrotherapie.................... Seite 83

6.5 Shiatsu................................. Seite 83

6.6 Akupunktur........................ Seite 85

7. Schritt:
Die 10 effektivsten Übungen für
einen gesunden Rücken....................... Seite 88

8. Schritt:
Überlege, ob eine Operation
sinnvoll ist.. Seite 96

Fazit und Geschenk............................ Seite 99

1fachGESUND..................................... Seite 103

Vorwort
von Dr. med. Wolfgang Maibach

Rückenschmerzen sind in der hausärztlichen Praxis ein sehr häufiges Thema. Am meisten klagen die Patienten über Beschwerden im Bereich der Lendenwirbelsäule (LWS). Fast genauso viele Patienten haben Schmerzen an der Halswirbelsäule (HWS). Häufig sind auch Beeinträchtigungen an der Brustwirbelsäule (BWS). Vielen ist der Zusammenhang zwischen der modernen Lebensweise (zu viel Sitzen; falsche Haltung; fehlerhafte Ernährung) und ihren Rückenschmerzen gar nicht bewusst. Der hier vorliegende Ratgeber hilft, die Ursachen herauszufinden. Schritt für Schritt zeigt das Buch die Möglichkeiten auf, zu einem gesunden Rücken zu kommen. Auch die einfachen Möglichkeiten der Vorsorge (Prävention) werden leicht verständlich dargestellt. Jeder sollte sich rechtzeitig um seinen Rücken kümmern, bevor irreparable Schäden entstehen.

Ich kenne den Autor seit vielen Jahren. Er hatte früher selber starke Rückenbeschwerden und hat sich davon geheilt. In den letzten Jahren hatte er nie mehr Probleme mit der Wirbelsäule.

Der Ratgeber ist leicht verständlich geschrieben, sehr motivierend und enthält einfach umsetzbare Vorschläge und Übungen. Nun hat es jeder selbst in der Hand, sich auf Dauer von Rückenschmerzen zu befreien. Ich wünsche auch diesem Ratgeber eine schnelle Verbreitung (nach „Hilf Deinem Darm"; „Kurzzeitfasten" und „Schlank und Gesund - der einfachste Weg").

Dr. med. Wolfgang Maibach – Facharzt für Allgemeinmedizin

Einleitung

Plötzlich sind sie da, Schmerzen im Rücken. Sie sind unangenehm, lästig und können deinen Alltag ganz schön beeinflussen. Genauso schnell, wie deine Schmerzen gekommen sind, stellst du dir die Fragen, woher kommen sie und was kann ich dagegen tun? Jetzt ist es wichtig, einen kühlen Kopf zu bewahren. Denn die richtige Herangehensweise entscheidet über deinen Heilungserfolg. Du benötigst einiges an Informationen, um die Zusammenhänge von Ursache und Auswirkung zu verstehen.

Dabei möchte ich dich mit diesem Ratgeber unterstützen. Du bekommst hier eine Schritt für Schritt Anleitung an die Hand, mit der du die Ursache für deine Rückenschmerzen herausfinden kannst. Zu wissen, woher der Schmerz kommt, macht es dir leichter damit umzugehen – es wird dich beruhigen. Außerdem bekommst du noch unzählige Tipps, die du entsprechend deiner ganz eigenen Situation anwenden kannst. Als Ergänzung zu einer Therapie und zur Prävention kannst du langfristig mit meinen 10 effektivsten Übungen für einen gesunden Rücken sorgen.

Dieses Buch basiert auf Erfahrungen, die ich selber gemacht habe, da ich jahrelang mit Rückenschmerzen zu kämpfen hatte. Es fing schleichend an, wurde über Jahre immer schlimmer und dann zur Normalität. Zur Linderung der Schmerzen bekam ich Schmerzmittel, Massagen und Krankengymnastik verschrieben. Das half zwar immer ein paar Tage, aber dauerhaft hat sich nichts verbessert. Hinzu kamen dann noch psychische Belastungen in Form von Geldsorgen und Ängsten, die meine Rückenschmerzen noch mehr verstärkten. Bis bei mir nach einer Magnetresonanztomografie (MRT) ein leichter bis mittlerer Bandscheibenvorfall festgestellt wurde und mein Arzt eine Operation in Erwägung zog. Das wollte ich auf keinen Fall! Wie ich es trotzdem geschafft habe mich von meinen Rückenschmerzen zu befreien und das ganz ohne Operation, darüber erfährst du später noch mehr.

Lange Tage im Büro waren für mich und sind es auch für den Durchschnittsmenschen alltäglich geworden. Morgens quält man sich widerwillig aus seinem Bett, verlässt das Haus in aller Frühe. Nachdem man eine gewisse Zeit im Auto verbracht hat, trifft man im Büro ein, wo die Kollegen schon warten. Schnell setzt man sich an seinen Computer und beginnt eifrig zu arbeiten. Stundenlanges starren auf den Bildschirm, die Finger scheinen über die Tastatur zu fliegen, andere Bewegungen führt man jedoch kaum aus. Nach einer stressigen ersten Tageshälfte folgt eine viel zu kurze Mittagspause. An diese schließt sich der zweite Arbeitsabschnitt an. Wieder beginnt die Akkordarbeit vor dem Bildschirm. Erst wenn es zu dämmern beginnt, verlässt der Durchschnittsmensch sein Büro und steigt wieder ins Auto. Wenn er endlich zuhause ankommt, ist es bereits dunkel geworden. Erschöpft lässt man sich auf die Couch fallen und schaltet den Fernseher ein.

Kommt dir dieser Tagesablauf bekannt vor? Der Großteil der Menschen lebt gemäß dieser modernen Vorstellung eines durchschnittlichen Lebens. Der moderne Rücken jedoch ist keineswegs entzückt. Mit jeder Stunde, die wir sitzend verbringen, belasten wir unseren Rücken. Dieser ist für körperliche Aktivität gemacht. So wundert es kaum, dass die Verkümmerung der Rückenmuskulatur in der westlichen Gesellschaft ein Massenphänomen ist. Kaum ein Mensch verfügt in der heutigen Zeit über eine ausgeprägte Muskulatur, die ihn vor Rückenschäden schützen könnte.

Menschen, die keiner körperlich schweren Arbeit nachgehen, leiden in aller Regel unter einem Bewegungsmangel. Dieser macht dem Rücken zu schaffen. In der Anfangsphase sind kaum Symptome zu bemerken. Der Rückenschmerz beginnt schleichend, bis er immer stärker wird und zur Konstante im Leben des Büroarbeiters wird.

Doch auch körperlich arbeitende Menschen sind vor der „Volkskrankheit Rückenschmerz" nicht gefeit. Sie bewegen sich zwar ausreichend, belasten ihren Rücken zumeist jedoch falsch. Derartige Fehlbelastungen provozieren einen schnellen Verschleiß, der wiederum zu starken Schmerzen führt.

In beinahe jedem Fall ist die Ursache der Rückenschmerzen im alltäglichen Leben des Patienten zu finden. Bewegungsmangel, falsche oder einseitige Belastungen treiben den Schmerz zumeist an. Die sitzende Haltung ist für den Menschen unnatürlich. Dementsprechend ist der Rücken nicht für sie ausgelegt und nimmt mit der Zeit Schaden. Auch Maurer und andere Handwerker, die jahrelang im Freien arbeiten und sich ausreichend bewegen, leiden überdurchschnittlich häufig an Rückenschmerzen. Sie belasten ihren Rücken ebenfalls falsch, indem sie falsch heben und während der Arbeit eine falsche Haltung einnehmen. Die Folgen sind Arbeitsunfähigkeit und langfristig kann es sogar zur Frühverrentung kommen.

In mehreren Studien wurde deutlich, dass beinahe jeder Mensch mindestens einmal in seinem Leben an Rückenschmerzen leidet. Darüber hinaus sind Rückenschmerzen einer der am meisten genannten Gründe, einen Arzt zu konsultieren. Jeder fünfte Fehltag junger Arbeitnehmer ist auf Muskel-Skelett-Erkrankungen zurückzuführen. Rückenschmerzen stellen somit den häufigsten Grund für Arbeitsunfähigkeit dar. Obwohl viele Arbeitgeber die Arbeitsumgebung ihrer Angestellten bewusst rückenfreundlich gestalten, bleiben die auf Rückenschmerzen zurückzuführenden Fehltage konstant hoch.

Dr. med. Wolfgang Maibach hat in seiner Hausarztpraxis festgestellt, dass Rückenschmerzen vermehrt auch auf psychische Belastungen am Arbeitsplatz, meistens in Form von Stress, zurückzuführen sind. Derartige Belastungen äußern sich unter anderem in einer Verspannung der Muskulatur, die Rückenschmerzen auslösen können.

Werden die Rückenschmerzen chronisch, droht die dauerhafte Arbeitsunfähigkeit. Arbeitnehmer, die an chronischen Rückenschmerzen leiden, gehen überdurchschnittlich häufig in Frührente.

Zusammenfassend lässt sich also festhalten, dass beinahe jeder Mensch seinem Rücken im Alltag schadet. Aber ich kann dich beruhigen und möchte dir Hoffnung machen, denn Rückenschmerzen sind meistens vermeidbar.

Was kannst du nun für dich tun? Um von deinen Rückenschmerzen loszukommen, solltest du zunächst zur Einsicht gelangen, deine Gewohnheiten zu ändern. Routinen und gelernte Verhaltensweisen tragen unter Umständen zur Entstehung und Aufrechterhaltung deiner Schmerzen bei. Häufig lassen sich bereits große Verbesserungen erzielen, wenn kleinere Abläufe im Alltag geändert werden.

Eines noch vorweg, es gibt leider kein allgemeingültiges Patentrezept gegen Rückenschmerzen, da sie auf vielfältige Ursachen zurückgeführt werden können. Mit diesem Ratgeber und der folgenden Schritt für Schritt Anleitung wird es dir aber möglich sein, die Ursache deiner Rückenschmerzen ausfindig zu machen und endlich schmerzfrei zu werden.

Bevor du deinen Rückenschmerzen auf den Grund gehst, schauen wir uns erst einmal im nächsten Kapitel an, wie deine Wirbelsäule aufgebaut ist und welche Funktion sie hat.

Die Wirbelsäule: Aufbau und Funktion

Die menschliche Wirbelsäule ist ein Wunder an Beweglichkeit. Sie ermöglicht dir den aufrechten Gang und flexible Bewegungen in alle Richtungen.

Das Rückgrat, so wird die Wirbelsäule auch bezeichnet, stellt die knöcherne Achse des menschlichen Körpers dar. Sie befindet sich im Rücken und verbindet unterschiedlichste Partien unseres Körpers miteinander. Du solltest sie dir jedoch nicht als starre, absolut unflexible Achse vorstellen. Es handelt sich vielmehr um eine bewegliche Säule, die aus insgesamt 24 Segmenten, den Wirbeln, gebildet wird. Zwischen diesen 24 Wirbeln befinden sich 23 Bandscheiben, welche als Polster dienen. Am untersten Ende der Wirbelsäule befinden sich Kreuz- und Steißbein.

Geprägt wird unsere Wirbelsäule durch eine typische „Doppel-S-Form". Von der Seite betrachtet erinnert das Rückgrat an zwei S, die miteinander verbunden sind. Der oberste Teil der Wirbelsäule, die sogenannte Halswirbelsäule, ist ebenso wie der untere Teil, die Lendenwirbelsäule, nach vorne gebogen. Der in der Mitte befindliche Teil, Brustwirbelsäule genannt, formt sich hingegen nach hinten aus. Durch diese gebogene Form wird der für den Menschen typische aufrechte, dynamische Gang ermöglicht. Von vorne betrachtet wirkt die Wirbelsäule indes gerade.

Wie bereits erwähnt und der Name schon sagt, besteht die Wirbelsäule aus Wirbeln. Die einzelnen Wirbel sind gleich aufgebaut. Lediglich die beiden obersten, Atlas und Axis, bilden Ausnahmen. Alle anderen Wirbel bestehen aus einem Wirbelkörper, der für die Stabilität des Wirbels sorgt, einem Wirbelbogen, der beidseitig aus dem Wirbelkörper hervorgeht, einem Wirbelloch sowie einem Dorn-, Quer- und Gelenkfortsatz.

Der Wirbelkörper besteht aus feinsten Knochenbälkchen und dient der Stabilisierung. Er ist so aufgebaut, dass er Druckbelastung von oben sowie Zugspannung von der Seite abfangen kann. Der Wirbelbogen geht beidseitig aus dem Wirbelkörper hervor. Er besitzt mehrere Fortsätze und zwei Einkerbungen, durch die die Spinalnerven (Rückenmarksnerven) laufen. Das Wirbelloch befindet sich in der Mitte des Wirbels und wird vom Wirbelkörper und vom Wirbelbogen umschlossen. Alle Wirbellöcher bilden gemeinsam den Wirbelkanal. Der Dornfortsatz dient als Ansatzpunkt für Muskeln und Bänder. An den Querfortsatz setzt die Rückenmuskulatur an, während die Gelenkfortsätze mit den Gelenkflächen der unteren bzw. oberen Gelenkfortsätze ein Zwischengelenk bilden.

Der erste Halswirbel verfügt weder über einen Wirbelkörper noch über einen Dornfortsatz. Der zweite Halswirbel weist als Besonderheit einen nach oben gerichteten Fortsatz auf.

Jeweils zwei Wirbel bilden gemeinsam mit einer Bandscheibe und den Muskelansätzen ein Bewegungssegment. Hierbei handelt es sich um die kleinste bewegliche Einheit der Wirbelsäule. Die Beweglichkeit eines einzelnen Segments ist zwar gering, alle Segmente zusammen sorgen jedoch für die Flexibilität deiner Wirbelsäule.

Geschützt im bereits erwähnten Wirbelkanal der Wirbelsäule, befindet sich das Rückenmark. Dort wird es durch die Wirbel, durch drei Rückenmarkshäute und durch den Liquor, eine Flüssigkeit in dem es sich befindet, geschützt. Insgesamt ist das Rückenmark etwa einen halben Meter lang. Die Wirbelsäule dient also auch dem Schutz des Rückenmarks.

Das Rückenmark ist, wie das Gehirn auch, ein Teil des Zentralnervensystems. Obwohl es sich um einen unverzichtbaren Bestandteil des Nervensystems handelt, wissen nur wenige Menschen, worum es sich beim Rückenmark handelt. Das Rückenmark erhält über sog. afferente Nerven (Informationsleitung vom Körper an das Gehirn) Informationen über Vorgänge und Reize im Körper. Diese leitet es an das Gehirn weiter. Die Auswertung und Verarbeitung dieser Informationen obliegt dem Gehirn. Das Rückenmark nimmt gewissermaßen die Rolle eines Kuriers ein. Es erhält die Information durch seine afferenten Nerven direkt aus der betroffenen Körperregion und leitet sie an das Gehirn weiter. Umgekehrt informiert das Gehirn das Rückenmark über seine Befehle. Diese leitet das Rückenmark über efferente Nerven (Informationsleitung vom Gehirn an den Körper) zur betroffenen Körperregion weiter.

Im oberen Teil der Wirbelsäule befindet sich die Brustwirbelsäule. Die Brustwirbelsäule ist nicht nur Teil der Wirbelsäule, sondern auch des Brustkorbs. Sie bildet gelenkige Verbindungen mit den Rippen. Du kannst dir diese Verbindungen als eine Art Scharniere vorstellen, die für Beweglichkeit sorgen. Die Brustwirbelsäule ist außerdem an der Stabilisierung des gesamten

Brustkorbs beteiligt. Um die gelenkige Verbindung zwischen Brustwirbelsäule und Rippen zu stabilisieren, kommen zahlreiche Bänder zum Einsatz.

So, genug Theorie. Ich hoffe, du kannst dir jetzt ein besseres Bild von deiner Wirbelsäule machen, um deine Rückenschmerzen genauer lokalisieren zu können.

Mit diesem Wissen bist du jetzt bestens gewappnet für den ersten Schritt auf dem Weg zu einem schmerzfreien Rücken. Los geht's!

1. Schritt:
Welche Symptome hast du?

Im Folgenden findest du einige häufig auftretende Symptome. Dieser erste Schritt dient dazu, herauszufinden, welche Art Rückenschmerz bei dir vorliegt und welche Einschränkungen aus diesen Schmerzen resultieren.

Ist der Ort des Schmerzes nicht klar lokalisierbar, treten häufig Bewegungseinschränkungen bzw. bewegungsabhängige Schmerzen auf. Fühlt sich dein Rücken allgemein angespannt bzw. verspannt an? In diesem Fall ist davon auszugehen, dass es sich um Muskelverhärtungen bzw. -verspannungen handelt. Diese sind für dich harmlos, können jedoch äußerst schmerzhaft sein.

Die Ursachen für derartige Verhärtungen der Muskulatur sind zumeist Überbelastungen, falsche Belastungen, Fehlhaltungen oder psychische Belastungen, beispielsweise Stress. Andere Ursachen sind zwar möglich, treten in der Praxis jedoch nur selten auf.

Verhärtungen der Muskulatur entstehen, wenn die angespannten Muskelfasern die Kapillaren innerhalb der Muskulatur zusammendrücken. Hieraus ergibt sich eine Einschränkung der Durchblutung, welche wiederum zu einer Entzündung führen kann. Um Verletzungen und Schäden zu vermeiden, spannt die Muskulatur sich automatisch an.

Muskelverhärtungen kann durch einfache Maßnahmen vorgebeugt werden. Achte im Alltag auf eine korrekte Haltung, bewege dich ausreichend und vermeide Stress sowie Überbelastungen des Rückens und der Rückenmuskulatur. Es kann zudem förderlich sein, die Muskulatur durch leichtes Krafttraining zu stärken. Gegen eine akute Muskelverhärtung helfen Massagen und Wärme.

Bekommst du plötzlich, schnell einschießende oder stechende Schmerzen? Einschießende oder stechende Schmerzen sind in der Regel ein akutes Warnsignal des Körpers. Du solltest diese Warnung in keinem Falle ignorieren. Die möglichen Ursachen einschießender oder stechender Rückenschmerzen sind vielfältig. Tritt der Schmerz plötzlich und ohne erkennbaren Grund auf, kann es sich um einen sogenannten Hexenschuss (Lumbago) handeln. Um eine Diagnose stellen zu können, ist jedoch auch die Lokalisation des Schmerzes von Bedeutung. Auch

Nervenprobleme, beispielsweise eine Einklemmung des Ischiasnervs, können zu einschießenden oder stechenden Rückenschmerzen führen.

Spürst du die Schmerzen auch in deinen Armen oder Beinen? Schmerzen, die in die Arme oder Beine ausstrahlen, können vielfältige Ursachen haben. So deutet ein in beide Gesäßhälften, in die Beine und in die Füße ausstrahlender Schmerz beispielsweise auf einen fortgeschrittenen Bandscheibenvorfall hin, welcher zunehmenden Druck auf die Nervenwurzeln der unteren Lendenwirbelsäule ausübt.

Strahlen Rückenschmerzen oder Nackenschmerzen in die Beine, in die Arme oder in die Brust aus, rate ich dir, möglichst bald einen Arzt aufzusuchen. Sind die Schmerzen sehr stark und treten Lähmungserscheinungen oder Störungen der Blase, des Darms oder der Potenz auf, solltest du sofort einen Notarzt alarmieren.

Kannst du bei dir kribbeln, Lähmungserscheinungen oder Taubheit bestimmter Körperregionen feststellen? Dann sind das weitere Warnsignale, die du in keinem Fall ignorieren solltest. Diese Symptome deuten auf die Beteiligung eines Nervs hin. Ein Arzt kann feststellen, welche Erkrankung die Schmerzen und die sonstigen

Symptome verursacht. Neben einer Entzündung eines Nervs sind auch eine Ab- bzw. Einklemmung und ein Bandscheibenvorfall denkbar.

Im Zuge eines Bandscheibenvorfalls kommt es häufig zur Beeinträchtigung der in der Umgebung befindlichen Nerven. Jeder Bandscheibenvorfall sollte ärztlich behandelt werden. Leider wird in vielen Fällen eine Operation notwendig, um bleibende Schäden zu verhindern. Durch ein frühzeitiges Erkennen der Warnsignale können jedoch viele Operationen schon im Vorfeld vermieden werden.

Verstärkt sich der Schmerz durch Bewegung? Wenn du zum Beispiel lachst, niest oder hustest und der Schmerz zunimmt, deutet dies ebenfalls auf die Beteiligung einer Nervenwurzel hin. In ausgeprägten Fällen können auch Schwierigkeiten, Urin und Stuhl zu halten, auftreten. Lässt der Schmerz im Liegen nach, deutet dies auch auf einen nervös bedingten Rückenschmerz hin.

Warum ist es für dich ratsam einen Arzt aufzusuchen, wenn eine Nervenwurzel beteiligt ist? Geht der Schmerz von einer Nervenwurzel aus, kann dies ein Warnsignal für das Vorliegen eines Bandscheibenvorfalls sein. Deine Bandscheiben bestehen aus Bindegewebe und befinden sich zwischen den einzelnen Wirbeln. Fallen diese vor, geraten Teile der Bandscheibe in den Wirbelkanal. Im Wirbelkanal befindet sich das empfindliche Rückenmark. Diese Entwicklung kann schwerwiegende Folgen nach sich ziehen. Ein Bandscheibenvorfall wird in der Regel erst bemerkt, wenn der Vorfall der Bandscheibe auf empfindliches Nervengewebe drückt. In diesem Fall entstehen die beschriebenen Symptome. Durch Pressen, Lachen, Niesen und Husten nehmen die Beschwerden zu. Im schlimmsten Fall kann es zu dauerhaften Lähmungen kommen.

Ich möchte dir hier keine Angst machen, sondern nur auf die möglichen Folgen hinweisen. Lerne deshalb die Symptome zu unterscheiden. Denn Rückenschmerzen sind nicht immer Ausdruck einer lapidaren Muskelverhärtung. Treten über das normale Maß hinausgehende Symptome auf, deutet dies unter Umständen auf eine schwerwiegende Erkrankung hin, die einer ärztlichen Behandlung bedarf. Rückenschmerzen solltest du als Warnsignal des Körpers verstehen und ernst nehmen.

Nun kannst du deine Symptome besser einordnen und im nächsten Schritt nehmen wir den Schmerz mal genauer unter die Lupe.

2. Schritt:
Analysiere den Schmerz

Die Analyse des Schmerzes ist wichtig, um letztendlich eine Ursache ausfindig machen zu können. Dem behandelnden Arzt hilft es aus diesem Grund enorm weiter, wenn du dir bereits vor dem ersten Gespräch überlegst, in welchen Situationen und unter welchen Umständen der Schmerz auftritt.

Ich empfehle dir als Unterstützung bei der Analyse, ein Schmerztagebuch zu führen, was sehr hilfreich ist. Dieses Tagebuch dient der Dokumentation deiner Schmerzen über einen längeren Zeitraum hinweg. Vordrucke finden sich auf zahlreichen Internetseiten. Darüber hinaus bieten auch einige Krankenkassen Hilfe an.

In diesem Schmerztagebuch dokumentierst du über einen bestimmten Zeitraum hinweg täglich, ob Rückenschmerzen aufgetreten sind. Falls es zu Schmerzen kam, solltest du zudem notieren, wann diese auftraten. Sowohl die Zeit des Auftretens als auch die zuvor ausgeübten Aktivitäten sollten notiert werden, um ein möglichst umfassendes Bild der Rückenschmerzen zu erhalten.

Auch der Schmerzverlauf sollte dokumentiert werden. Beobachte also, wie lange der Schmerz anhält, ob er stärker wird und wann die Intensität des Schmerzes wieder abnimmt. Im Rahmen dieser Einschätzung kann das Verwenden einer einfachen „Schmerzskala" sinnvoll sein. Im klinischen Kontext greifen Ärzte auf eine einfache Skala von 0 bis 10 zurück. 0 steht dabei für Schmerzfreiheit, 10 für den stärkstmöglichen Schmerz.

Zusätzliche Informationen, die im Rahmen des Schmerztagebuches festgehalten werden können, sind die evtl. eingenommen Medikamente und ihre Wirksamkeit sowie sonstige Anwendungen, die deine Schmerzen gelindert haben. Notiere also, wann du welche Medikamente genommen hast und ob die Schmerzen im Anschluss verschwunden sind. Auch das Anwenden von Wärmekissen, Massagen oder Entspannungsübungen solltest du im Schmerztagebuch festhalten.

Desweiteren ist es wichtig, abzuklären, wie lange deine Schmerzen bestehen. Handelt es sich um immer wieder auftretende Schmerzen, treten die Schmerzen erstmalig auf, oder bestehen sie bereits seit längerer Zeit? Nimm dir ausreichend Zeit, diese Fragen zu beantworten. Denke auch darüber nach, ob du in den letzten Monaten ebenfalls unter Rückenschmerzen gelitten hast.

Bestehen die Rückenschmerzen bereits seit zwei Wochen, solltest du möglichst bald einen Arzt aufsuchen. Ab einer Dauer von drei Monaten liegen chronische Schmerzen vor. Ein solcher Zustand ist dann schwerer zu behandeln. Du solltest also in jedem Falle einen Arzt aufsuchen.

Weitere Fragen, die du beantworten kannst, sind hinsichtlich der Diagnosestellung ebenfalls hilfreich. Bestehen Vorerkrankungen? Fühlst du dich psychisch belastet? Kannst du dich frei bewegen oder bestehen Einschränkungen? Lässt sich ein bestimmtes Ereignis ausmachen, mit dem die Rückenschmerzen in Verbindung stehen? Bei welchen Bewegungen treten Schmerzen auf? Sind die Schmerzen unabhängig von bestimmten Bewegungen? Zu welchem Zeitpunkt treten die Schmerzen auf?

Die Dokumentation derartiger Fragestellungen erleichtert dem Arzt die Diagnostik enorm. Je exakter du die Fragen beantworten kannst, desto eher wird die korrekte Diagnose gestellt. Diese ist wichtig, um eine angemessene Behandlung einleiten zu können.

Dem behandelnden Arzt stehen unterschiedliche Methoden zur Verfügung, die er zur Findung der korrekten Diagnose einsetzen kann. Hierzu zählt zunächst eine ausführliche Anamnese. Im Rahmen dieser wird der Arzt dir zahlreiche Fragen stellen, die du möglichst präzise beantworten solltest. Das Schmerztagebuch und die im vorherigen Abschnitt aufgeführten Fragen liefern wichtige Anhaltspunkte. Darüber hinaus wird der Arzt deine individuelle Vorgeschichte beachten. Vorerkrankungen und Verletzungen aus den letzten Jahren könnten mit den Rückenschmerzen in Verbindung stehen.

Im Anschluss wird in der Regel eine körperliche Untersuchung durchgeführt. Der Arzt wird deinen Rücken und eventuelle weitere betroffene Regionen eingehend betrachten. Außerdem wird er deinen Rücken mit seinen Händen abtasten und die Schmerzempfindlichkeit bestimmter Areale des Rückens testen. Vorhandene Auffälligkeiten wird der Arzt im Rahmen dieser Untersuchung feststellen und dokumentieren.

Sollte anhand der Anamnese und der körperlichen Untersuchung keine klare Diagnose gestellt werden können, stehen dem Arzt mehrere technische Verfahren zur Verfügung. Sowohl Röntgenaufnahmen als auch CT (Computertomografie) und MRT (Magnetresonanztomografie) Bilder können angefertigt werden. Anhand dieser Bilder ist es dem Arzt möglich, Frakturen, Bandscheibenvorfälle und andere Anomalien sicher zu erkennen.

Das Anfertigen der Bilder dient zudem dem Ausschluss schwerwiegender Verletzungen und Erkrankungen. Da nicht jeder Arzt über die nötige technische Ausstattung verfügt, ist es möglich, dass dein behandelnder Arzt dich zu einem Spezialisten mit entsprechender Ausstattung überweist. Spätestens nach Anfertigung der Bilder kann die Diagnose zweifelsfrei gestellt werden.

Nehmen wir jetzt mal an, du bekommst eine genau Diagnose deiner Rückenschmerzen. Ich wünsche dir natürlich, dass sie nicht zu heftig ausfällt. Mit der Diagnose können zumindest deine Schmerzen lokalisiert werden. Damit bist du auf dem Weg, die Ursache ausfindig zu machen, schon ein ganzes Stück weiter gekommen. Nach dem nun folgenden Schritt, wirst du mithilfe der Diagnose in der Lage sein, deine Schmerzen den möglichen Ursachen, die ich dir vorstellen werde, zuzuordnen.

3. Schritt:
Gehe der Ursache auf den Grund

Wie bereits den vorherigen Kapiteln zu entnehmen ist, gibt es vielfältige Ursachen für Rückenschmerzen. Nicht jeder Schmerz kann somit auf den gleichen Auslöser zurückgeführt werden, selbst wenn du kaum einen Unterschied bemerken würdest. Trotzdem ist es absolut notwendig, die Ursache ausfindig zu machen, um die Schmerzen angemessen behandeln zu können.

Im Folgenden erhältst du eine kurze Übersicht unterschiedlicher Ursachen von Rückenschmerzen. Achte darauf, ob du einige der genannten Auslöser auch in deinem Alltagsleben wiederfindest.

Danach lernst du, zwischen unspezifischen und spezifischen Rückenschmerzen, zu unterscheiden. Unspezifische Rückenschmerzen haben keine klar erkennbare körperliche Ursache. Radiologische Befunde sind bei diesen Rückenschmerzen unauffällig. Spezifische Rückenschmerzen hingegen sind Erkrankungen mit klar erkennbarer, körperlicher Ursache. Häufig liegt eine Beteiligung des Rückenmarks oder der Nervenwurzeln vor.

Schauen wir uns zunächst mal die anatomischen und physiologischen Unterschiede zwischen Mann und Frau an, denn sie unterscheiden sich körperlich recht deutlich voneinander. Diese Unterschiede sind jedoch nicht immer offensichtlich. Im Leistungssport fällt auf, dass Frauen körperlich wesentlich weniger leistungsfähig sind als Männer. Dies ist unter anderem auf die geringere Konzentration des männlichen Sexualhormons Testosteron zurückzuführen. Je mehr Testosteron vorhanden ist, desto eher neigt der Mensch zum Aufbau einer ansehnlichen Muskelmasse. Diese wiederum beeinflusst die körperliche Leistungsfähigkeit positiv. Der durchschnittliche Mann verfügt über einen zehn- bis zwanzigfach höheren Testosteronspiegel als die durchschnittliche Frau. Die Muskeln des Mannes werden aufgrund dieses Unterschieds größer und breiter. Diese Beobachtung gilt für die gesamte Muskulatur des Körpers, auch für die des Rückens. So verfügt der Mann durchschnittlich über eine wesentlich kräftigere Rückenmuskulatur als die Frau.

Weitere bedeutende Unterschiede, die den Rücken betreffen, ergeben sich aus der weiblichen Fähigkeit, schwanger zu werden. Die Wirbelsäule der Frau weist im Lendenwirbelbereich eine großflächigere Krümmung auf als die des Mannes. Dieser Umstand könnte US-amerikanischen Anthropologen zufolge eine Anpassung an die Schwangerschaft sein. An der Krümmung der Lendenwirbelsäule sind bei der Frau mehr Wirbel beteiligt als beim Mann. Darüber hinaus sind die Gelenke zwischen den Wirbeln größer und stehen in einem leicht anderen Winkel. Die Belastung der weiblichen Wirbelsäule während der Schwangerschaft wird durch die größere Krümmung reduziert. Ohne diese Anpassung wäre eine Schwangerschaft weitaus strapaziöser als sie es bereits ist, starke Rückenschmerzen und Erschöpfungszustände wären die Folge.

Beim Thema Bewegungsmangel und langes Sitzen sind hingegen keine Unterschiede feststellbar, denn sowohl Männer als auch Frauen bewegen sich in der heutigen Zeit deutlich zu wenig. Die meisten Menschen sind von den empfohlenen 10.000 Schritten pro Tag weit entfernt. Lange Tage im Büro wechseln sich mit Wochenenden und Abenden auf der Couch ab. Diese moderne Art zu leben steht im Widerspruch zur menschlichen Natur. Wir sind körperlich darauf ausgelegt, uns viel zu bewegen und wenig zu sitzen.

Heute verbringen wir jedoch beinahe den gesamten Tag sitzend. Diese „falsche" Tätigkeit provoziert Rückenschmerzen. Die Rückenmuskulatur des modernen Menschen ist größtenteils verkümmert. Noch vor wenigen Hundert Jahren waren Rückenschmerzen ein seltenes Phänomen, das der Allgemeinbevölkerung weitgehend fremd war. Erst im Rahmen der Industrialisierung und des wirtschaftlichen Fortschritts gewannen Rückenschmerzen an Bedeutung. Würden wir uns mehr bewegen und möglichst wenig sitzen, könnten Rückenschmerzen weitgehend vermieden werden.

Unsere Arbeits- und Lebenswirklichkeit steht dem jedoch entgegen. Es lässt sich im Alltag kaum umsetzen, stehend zu arbeiten oder sich regelmäßig zu bewegen. Größere Unternehmen zeigen jedoch zunehmend Verständnis für die gesundheitlichen Bedürfnisse ihrer Angestellten. Sie etablieren Kurse, in denen die Mitarbeiter lernen, gesund zu leben. Zudem werden Yoga, Sport und Entspannungskurse vom Arbeitgeber angeboten und während der Arbeitszeit durchgeführt. Durch derartige Angebote steigt die Bewegung der Belegschaft.

Achte zukünftig darauf, dich so viel wie möglich zu bewegen. Vermeide es zudem, längere Zeit zu sitzen.

Es gibt allerdings auch das Gegenteil von zu wenig Bewegung. Trotz der Neigung zu einem Mangel an Bewegung treten in der heutigen Zeit vermehrt Überlastungen des Bewegungsapparates auf. Vor allem Angehörige von Berufen, die körperlich harte Arbeit verrichten und Sportler überlasten ihren Rücken. Hierbei handelt es sich häufig um eine schlichte Fehlbelastung durch unnatürliche Bewegungsabläufe. Ein Handwerker, der regelmäßig mit falscher Technik hebt, wird relativ früh in seinem Leben an starken Rückenschmerzen leiden. Der menschliche Rücken ist nicht so weit anpassungsfähig, dass er falsche Bewegungen permanent tolerieren kann. Liegt über einen längeren Zeitraum hinweg eine falsche Belastung vor, zeigen sich Verschleißerscheinungen ebenso wie andere Symptome. Die damit verbundenen Schmerzen können mitunter sehr stark sein.

Eine weitere Form der Überlastung des Bewegungsapparates tritt vor allem bei Sportlern auf. Diese belasten ihre Muskulatur und die anderen Komponenten des Körpers, um maximale Leistung zu erzielen. Häufig wird die Grenze zur Überbelastung überschritten, um die Leistung weiter steigern zu können. Rückenschmerzen können als Folge einer solchen Überbelastung gesehen werden. Diese Überbeanspruchung wird in einigen Sportarten geradezu gefördert.

Viele Trainer sehen den Muskelkater und anderweitige Schmerzen als Bestätigung eines „harten" Trainings. Sie gehen davon aus, dass derartige Schmerzen erreicht werden müssten, um die Leistungsfähigkeit des Sportlers zu steigern. Tatsächlich handelt es sich bei diesen Schmerzen jedoch um Warnsignale des Körpers. Treten nach dem Training also regelmäßig Schmerzen auf, deutet dies nicht auf ein besonders effektives Training, sondern schlicht auf ein „falsches", mutmaßlich gesundheitsschädliches Training hin.

Einseitige Belastungen oder Fehlhaltungen sind oft die Ursache für Rückenschmerzen. Besonders Büroangestellte bekommen die Auswirkungen einseitiger Belastungen zu spüren. Werden stundenlang ausschließlich die Hände bewegt, während der restliche Körper in sitzender Position ruht, liegt eine klassische einseitige Belastung vor. Der Rücken ist auf eine solche Belastung schlichtweg nicht vorbereitet, da sie der menschlichen Natur nicht entspricht. Diese unnatürlichen und einseitigen Bewegungsabläufe schaden deinem Rücken.

Zudem ist es recht wahrscheinlich, im Büro eine

Fehlhaltung einzunehmen. Sitzen wir stundenlang auf einem Stuhl, neigen wir dazu, „zusammenzusacken". Wir verlassen die aufrechte Sitzposition, krümmen unseren Rücken und sinken in den Stuhl. Eine derartige Fehlhaltung führt häufig zu Verspannungen. In Kombination mit der einseitigen Belastung ist das Auftreten von Rückenschmerzen nahezu unvermeidlich.

Einseitige Belastungen können jedoch auch bei körperlich höchst aktiven Menschen auftreten. Handwerker und Bauarbeiter, die dazu neigen, Gewichte auf ihren Schultern zu tragen, oder ausschließlich mit einer Hand zu heben, belasten ihren Rücken ebenfalls einseitig.

Im schlimmsten Fall kann auch ein Bandscheibenvorfall, ausgelöst durch Fehlbelastungen, der Grund für deine Rückenschmerzen sein. Der Bandscheibenvorfall wurde bereits anlässlich des 1. Schrittes kurz erwähnt. Von einem Bandscheibenvorfall spricht man, wenn ein Teil der gallertartigen Masse im inneren der Bandscheibe den äußeren Faserring durchbricht. Die Bandscheibe verformt sich dadurch, ändert ihre Lage und in der Regel drückt sie auf Nerven und sonstige Strukturen des umliegenden Gewebes. Es kommt zu Schmerzen, die auch in die Extremitäten ausstrahlen können. Ein Bandscheibenvorfall muss zwingend ärztlich therapiert werden. Zögere deshalb nicht, sofort einen Arzt aufzusuchen oder wenn es ganz schlimm ist, einen Notarzt zu verständigen, wenn du einen Bandscheibenvorfall befürchtest.

3.1 Spezifische Rückenschmerzen

Spezifische Rückenschmerzen liegen vor, wenn eine körperliche Ursache klar erkennbar ist. Radiologische Befunde zeigen in diesem Fall Verletzungen oder sonstige Veränderungen. Dazu zählen zum Beispiel eindeutig Hohlkreuz und Rundrücken.

Beim Hohlkreuz handelt es sich sogar um den am weitesten verbreiteten Haltungsfehler. Statt eines geraden Rückens mit herausgestreckter Brust zeigen die betroffenen einen eingezogenen Rücken mit ausgestrecktem Bauch. Eine derartige Haltung ist nicht nur unattraktiv, sondern auch ungesund für dich.

Kommt es im Bereich der Lendenwirbelsäule zu einer verstärkten Krümmung und kippt das Becken nach vorne, bildet sich ein Hohlkreuz aus. Der Übergang vom „normalen" Rücken zum Hohlkreuz ist fließend. Ab einem Winkel von fünfzehn Grad im Beckenbereich liegt offiziell ein Hohlkreuz vor. Die mit dem Becken verbundenen Muskeln, Hüftbeuger und Rückenstrecker, sind aufgrund des gekippten Beckens häufig verspannt, was zu Schmerzen führen kann.

Beim Rundrücken handelt es sich um einen „Buckel". Er wird in der Regel durch eine falsche Körperhaltung sowie Bewegungsmangel verursacht. Teilweise sind jedoch Erkrankungen wie Osteoporose oder Morbus Bechterew die Ursache. Liegen lediglich Fehlhaltungen und Bewegungsmangel vor, kann der Rundrücken durch einfache Übungen behandelt werden.

Ist bei dir vielleicht ein Wirbel ausgerenkt? Im Regelfall hat jeder Wirbel seinen festen Platz. Muskeln, Sehnen und Gelenke sorgen dafür, dass er diesen nicht verlassen kann und seine Aufgaben erfüllt. Kommt es jedoch zu einer Abschwächung der Muskulatur (Muskelabbau) oder starken äußeren Einflüssen, kann es zum Ausrenken eines Wirbels kommen. Dieser „blockiert", er verschiebt sich und ist hinsichtlich seiner Beweglichkeit eingeschränkt. Eine derartige Blockade ist für den Betroffenen sehr schmerzhaft. Die Beweglichkeit der gesamten Wirbelsäule wird durch einen ausgerenkten Wirbel stark eingeschränkt, stechende Schmerzen treten in der Regel sofort auf. Darüber hinaus kann es zu Beeinträchtigungen der Regionen kommen, die durch die umliegenden Nerven versorgt werden. Die Muskulatur neigt dann dazu, sich dort zu verspannen, was die Schmerzen noch verschlimmert.

Wenn deine Wirbelsäule, von vorne betrachtet, nicht gerade ist, hast du eine Skoliose. Dabei handelt es sich um eine „Seitenabweichung" der Wirbelsäule. Kurz gesagt, deine Wirbelsäule ist krumm. Der Auslöser dafür können zum Beispiel zwei unterschiedlich lange Beine sein, die eine Schieflage des Beckens verursachen. Durch diese seitliche Kippstellung entsteht eine schiefe Wirbelsäule.

Eine Skoliose kann unterschiedlich stark ausfallen. Liegt bei dir nur eine leichte Skoliose vor, ist sie nicht unbedingt mit bloßem Auge zu erkennen. Ein erfahrener Orthopäde kann sie jedoch im Rahmen einer körperlichen Untersuchung des Rückens feststellen. Eine weitere Möglichkeit der Diagnose besteht im Anfertigen eines Röntgenbildes, auf dem die Skoliose klar erkennbar ist. Schmerzen treten nicht in jedem Fall auf. Liegen jedoch Rückenschmerzen bei vorhandener Skoliose vor, sollte ein Arzt feststellen, ob ein Zusammenhang besteht.

Hat dich ein sogenannter „Hexenschuss" erwischt? Der Hexenschuss ist eigentlich kein medizinisch präziser Begriff. Unter dieser Bezeichnung werden plötzlich auftretende, stechende, anhaltende Schmerzen im Bereich der Lendenwirbelsäule mit anschließender Einschränkung der Beweglichkeit bezeichnet. Die Ursache eines Hexenschusses ist zumeist eine Muskelverspannung nach einer ruckartigen oder „falschen" Bewegung. Auch bei starken Belastungen der Lendenwirbelsäule kann ein Hexenschuss auftreten. Eine schwach ausgeprägte Rückenmuskulatur begünstigt das Auftreten eines Hexenschusses, starke Rückenmuskeln hingegen, können das Auftreten der Schmerzen unter Umständen verhindern.

Bestimmt kennst du den schon häufig gehörten Ausspruch „Ich habe Ischias"? Beim „Ischias" handelt es sich um den Ischiasnerv. Also bedeutet es soviel wie „Ich habe Probleme mit dem Ischiasnerv". Schmerzen im unteren Rücken, die häufig bis in die Beine ziehen, deuten auf ein Problem mit dem Ischiasnerv hin. Hierbei kann es sich sowohl um eine Nervenwurzelentzündung als auch um eine Einklemmung des Nervs handeln. Die Ursachen für eine derartige Einklemmung wiederum sind vielfältig. Neben entzündlichen Prozessen können auch ein Bandscheibenvorfall, ein „Wirbelgleiten", Arthrose eines Wirbels, eine Stenose (Verengung des Nervenkanals), eine Blockade eines Wirbels und Muskelverspannungen als mögliche Ursachen in Betracht kommen. Ischiasschmerzen sollten aus diesem Grund ärztlich diagnostiziert und behandelt werden.

Wusstest du, dass ein Kiefergelenksyndrom auch zu Rückenschmerzen führen kann? Unter dem Begriff des Kiefergelenksyndroms werden verschiedene funktionelle Störungen des Kauapparates zusammengefasst. Aber wie sollen nun Kieferprobleme zu Rückenschmerzen führen, fragst du dich bestimmt?

Es ist so: Der Kau- und der Bewegungsapparat stehen in gegenseitiger Wechselbeziehung. Probleme des einen Systems können das andere somit beeinflussen. Das Bewegungsmuster, das beim Kauen ausgeführt wird, kann sich auch auf entfernte Körperregionen auswirken. Verantwortlich für diese „Übertragung" des Problems sind unter anderem Muskeln, die Kiefer und Wirbelsäule verbinden. Solltest du also Probleme mit deinem Kiefer und Rückenschmerzen haben, kann ein Kiefergelenksyndrom ursächlich sein. Die Behandlung einer derartigen Störung wird durch Orthopäden, Kieferorthopäden und Physiotherapeuten gemeinsam vorgenommen.

Kommen deine Rückenschmerzen aus dem Bereich der Lendenwirbelsäule bzw. des Kreuzbeins, dann könnte das an der Einengung des Rückenmarkkanals liegen. Die Einengung des Rückenmarkkanals wird medizinisch als Spinalkanalstenose bezeichnet. In der Folge eines fortschreitenden Verschleißes der Bandscheibe kommt es zu einer Instabilität zweier Wirbelkörper, die letztendlich zur Einengung des Rückenmarkkanals führt. Rückenschmerzen, die zusammen mit belastungsabhängigen Beinschmerzen und einer verkürzten Gehstrecke auftreten, deuten auf eine derartige Einengung des Spinalkanals hin. Am häufigsten tritt sie im Bereich der Lendenwirbelsäule auf.

Sitzt der Schmerz im unteren Teil deines Rückens, kurz über dem Gesäß, deutet dies häufig auf eine Blockade des Iliosakralgelenks (ISG) hin. Der Schmerz macht sich bemerkbar, wenn du deinen Oberkörper nach vorne beugst oder du dich in den Schneidersitz setzt. Das Iliosakralgelenk ist über das Kreuzbein mit deiner Wirbelsäule und deinem Becken verbunden. Es wird durch Bänder und Muskeln stabilisiert und lässt entgegen vieler anderer Gelenke, nur minimale bis gar keine Bewegung zu. Kommt es zu einer Fehlstellung oder einer weiteren Einschränkung der ohnehin geringen Beweglichkeit, kann eine ISG-Blockade entstehen. Dies tritt häufig auf beim Heben von zu schweren Gegenständen, von falschem Anheben, einem Tritt ins Leere oder beim Stolpern in unebenem Gelände. Um die Schmerzen zu lindern, empfiehlt sich eine heiße Wärmflasche, das entspannt schon mal die umliegende Muskulatur.

Darüber hinaus können Tumore, anatomische Anomalien einzelner oder mehrerer Komponenten des Rückens, Frakturen, Zugluft und Infektionen der Nieren spezifische Rückenschmerzen auslösen. Auch im Zuge des Reizdarmsyndroms kann es zu Rückenschmerzen kommen.

Sollten deine Schmerzen über einen längeren Zeitraum hinweg auftreten, besonders stark von anderen Symptomen begleitet sein oder an einer Stelle auftreten, an der du normalerweise keine Schmerzen hast, solltest du schnellstmöglich einen Arzt aufsuchen.

3.2 Unspezifische Rückenschmerzen

Unspezifischen Rückenschmerzen liegen keine eindeutigen, körperlichen Ursachen zugrunde. In der hausärztlichen Praxis sind die meisten behandelten Rückenschmerzen unspezifisch. Häufig sind psychische Faktoren an der Entstehung beteiligt. Stress, Über- und Unterforderung sowie allgemeine Unzufriedenheit können psychosomatische Beschwerden im Bereich des Rückens auslösen. Eine derartige psychische Ursache ist jedoch nicht in jedem Fall ausfindig zu machen.

Stress ist einer der häufigsten Auslöser unspezifischer Rückenschmerzen. Die heutige Lebenswirklichkeit der meisten Menschen setzt Stress als Bestandteil des Alltags voraus. Soziale Medien, die Arbeitssituation und das eher unbeständige Privatleben des modernen Menschen treiben diese Entwicklung weiter voran. Es ist uns heute kaum noch möglich, „abzuschalten". Ein Zurücklehnen oder Ausbrechen aus dem Alltag wird aufgrund des ständigen Vorhandenseins von Smartphones und E-Mails beinahe unmöglich. Unsere Gedanken kreisen daher häufig auch im Privatleben um die Arbeit oder sonstige Probleme.

Dieser Stress macht es uns auch körperlich unmöglich zu entspannen, unsere Muskulatur steht unter Daueranspannung. Diese ständigen Verspannungen der Muskulatur sorgen für Rückenschmerzen. Massagen, Schmerzmittel und andere Behandlungsoptionen vermögen diese zwar temporär aufzuheben; eine dauerhafte Heilung kann jedoch nur erreicht werden, wenn der Stress reduziert wird.

Auch Geldsorgen, Ängste oder andere Probleme, um die unsere Gedanken kreisen, können Rückenschmerzen auslösen. Sorgen und Probleme, die uns nicht loslassen, stressen uns. Unbemerkt führen diese Probleme, die uns gedanklich begleiten, so zu körperlichen Symptomen, die wir uns kaum erklären können, häufig eben auch zu Rückenschmerzen.

Könnte sogar eine Depression für deine Rückenschmerzen verantwortlich sein oder auch vielleicht umgekehrt? Ja, denn eine Depression und Rückenschmerzen stehen in beidseitigem Zusammenhang. So können Depressionen Rückenschmerzen auslösen oder verstärken. Derartige psychosomatische Rückenschmerzen sind durch physische Behandlungsmethoden nicht heilbar. Sie verschwinden erst, wenn die psychischen Ursachen aufgearbeitet werden.

Andersherum ist es auch möglich, dass chronische Rückenschmerzen eine Depression auslösen. Bestehen die Schmerzen über einen Zeitraum von mindestens drei Monaten hinweg, handelt es sich um chronische Schmerzen. Menschen, die unter derartigen Schmerzen leiden, weisen ein stark erhöhtes Risiko auf, eine Depression zu entwickeln.

Damit es erst gar nicht so weit kommt, solltest du dir mal die Zeit nehmen und genau in dich hineinhorchen, um die wirkliche Ursache deiner Rückenschmerzen ausfindig zu machen. Stelle dir folgende Fragen: Wie sieht mein aktueller seelischer Zustand aus? Was belastet oder stresst mich besonders? Erdrücken mich meine Geldsorgen? Leide ich unter Existenzangst oder anderen Ängsten?

Nicht von ungefähr sagt man doch: „Ich trage eine schwere Last", „die Angst sitzt mir im Nacken" oder „es ist ein Kreuz mit der Arbeit". Da scheint was Wahres dran zu sein. An diesen alten Redensarten erkennst du gut den Zusammenhang zwischen Körper und Seele. Das Erkennen der eigenen Sorgen, Ängste und Stressauslöser ist vor allem dann ratsam, wenn dein Arzt bei dir keine eindeutig feststellbare Ursache (spezifische Rückenschmerzen) finden konnte.

Bevor es an die Beseitigung der Ursachen geht, habe ich für dich im nächsten Schritt einige Tipps zusammengestellt, die dir dabei helfen sollen, zumindest die ersten auftretenden Schmerzen etwas zu lindern. So eine Art Erste-Hilfe-Maßnahmen im Akutfall.

4. Schritt: Die Akutbehandlung

Treten bei dir ganz plötzlich Rückenschmerzen auf, solltest du ruhig bleiben und überlegt handeln. Langfristig lassen die Rückenschmerzen sich nur bekämpfen, indem die Ursache behoben wird. Kurzfristig können dir jedoch auch einige simple Maßnahmen helfen, den Schmerz zu lindern.

Eine wirksame Methode besteht darin, möglichst direkt nach dem Eintreten des Schmerzes für Entspannung zu sorgen. Hierzu stehen dir verschiedene Wege zur Verfügung. Beherrschst du ein Entspannungsverfahren, ist es sinnvoll, dieses anzuwenden. So ist es dir einfach möglich, einen kühlen Kopf zu bewahren. Sollte dies jedoch nicht der Fall sein, besteht ebenfalls kein Grund zum Verzweifeln. Mache dir zunächst bewusst, dass es dich nicht weiterbringt, verzweifelt zu sein. Willst du deinen Rücken entspannen, musst du insgesamt entspannt sein. Panik oder Wut verhindern diese dringend nötige Entspannung nur.

Eine wirksame erste Hilfe Maßnahme, die ich dir empfehlen möchte, stellt die Lagerung des

Rückens in der sogenannten Stufenlage dar. Hierzu legst du dich mit dem Rücken auf den Boden, winkelst deine Beine an und legst diese auf einen Stuhl oder einen Sessel. Deinen Kopf legst du auf ein Kissen. Achte darauf, dass deine Beine rechtwinklig gebeugt sind. Diese Stufenlage solltest du fünf Minuten lang durchführen. Die Nerven der Brust- und Lendenwirbelsäule werden bei dieser Lage entlastet, die kleinen Wirbelgelenke geschont. Anschließend solltest du aufstehen und umhergehen. Die Bewegung trägt zur Lockerung verspannter Muskulatur bei.

Während der Stufenlage solltest du darauf achten, bewusst tief in den Bauch zu atmen. Diese bewusste Zwerchfellatmung trägt ebenfalls zur Entspannung bei. Neben der speziellen Atemtechnik bieten sich „Gedankenreisen" an. Stell dir vor, du befindest dich an deinem Lieblingsort. Mache gedanklich einen ausgiebigen Wald- oder Strandspaziergang. Stelle dir die Entspannung und das Glück vor, das du an diesem Ort empfindest. Auch das Hören der Lieblingsmusik trägt zur Entspannung bei.

Schmerzmittel solltest du nur einnehmen, wenn die Schmerzen unerträglich stark werden. Sie wirken zwar kurzzeitig gegen die Schmerzen, lösen das Problem jedoch nicht. Ähnlich verhält es sich mit betäubenden Spritzen. Darüber hinaus solltest du bedenken, dass Medikamente grundsätzlich die Gefahr von Nebenwirkungen haben. Selbstverständlich ist es ratsam Schmerzmittel nicht abzulehnen, wenn die Einnahme unumgänglich ist.

Im Akutfall ist es jedoch besser, auf Entspannung, Wärme, Schonung und Bettruhe sowie sanfte Massagen zu setzen. Dauerhaft bieten sich mehr Bewegung, das Beseitigen der Ursachen und Krankengymnastik an.

Ausdauertraining, Krafttraining und Rückenübungen solltest du bei akuten Schmerzen nicht durchführen.

Nachfolgend stelle ich dir noch verschiedene natürliche Heilmittel als Alternative zu klassischen Schmerzmitteln vor, die sich zur Linderung von Rückenschmerzen eignen. Vielleicht möchtest oder musst du aus bestimmten Gründen auf klassische Schmerzmittel verzichten. Natürliche Heilmittel werden ja immer beliebter. Bevor du zu gesundheitlich bedenklichen Arzneimitteln greifst, die oft Nebenwirkungen haben, versuche es doch erst einmal mit den Mitteln aus der Natur.

Es gibt zum Beispiel eine Vielzahl von schmerzstillenden Kräutersalben und Tinkturen auf dem Markt, mit denen du deinen Rücken einschmieren kannst, wenn du Rückenschmerzen hast. Viele davon helfen oft genauso gut und enthalten die gleichen Wirkstoffe, die auch in Schmerztabletten vorhanden sind.

Als Nahrungsergänzungsmittel bieten sich Magnesium und Kalzium an, um Verspannungen zu lösen und deine Mobilität zu steigern.

Magnesium ist ein essenzieller Mineralstoff; du musst Magnesium also mit der Nahrung aufnehmen. Im Körper sorgt Magnesium unter anderem für die Verwertung von Kohlenhydraten und Fetten und die Stabilität der Knochen. Darüber hinaus versorgt es die Skelettmuskulatur und den Herzmuskel. Ein Magnesiummangel kann zu muskulären Problemen führen.

Kalzium ist ein Baustein der Knochen. Wer an einem Kalziummangel leidet, muss eine Abschwächung seiner Knochen mit allen negativen Konsequenzen fürchten. Zur Stärkung knöcherner Strukturen bietet sich also die Einnahme von Kalzium an. Ein Überschuss muss jedoch ebenso vermieden werden wie ein Mangel.

Wie schon oft erwähnt, ist eine Wärmebehandlung bei Rückenschmerzen besonders empfehlenswert. Die Anwendung von Wärme wird seit jeher zur Schmerztherapie eingesetzt. Wärme hilft, verspannte Muskeln zu lockern und kann deine Rückenschmerzen somit lindern. Ziehe daher ein warmes Bad oder die Anwendung eines warmen Kirschkernkissens als schnelle Hilfe bei akuten Rückenschmerzen in Betracht.

Ich hoffe, du konntest deine Rückenschmerzen mit diesen Maßnahmen etwas lindern. Vielleicht sind sie sogar ganz verschwunden und nicht wieder aufgetreten – das würde mich sehr freuen. Falls nicht, hilft langfristig nur, die Ursache zu beseitigen. Wie dir das am einfachsten gelingt, erfährst du im nächsten Kapitel.

5. Schritt:
Beseitige die Ursache

Wenn es mit deinen Rückenschmerzen nicht besser werden sollte oder sie immer wieder auftreten, stellt zunächst der Gang zum Arzt den richtigen Schritt dar. Mit den Methoden der modernen Medizin kann eine körperliche Ursache aufgespürt werden, sofern sie vorhanden ist. Die Ärzte werden nichts unversucht lassen, um zu einer Diagnose zu kommen. Es ist daher durchaus möglich, dass du mehrere Ärzte aufsuchen musst. Der für dein Leiden zuständige Facharzt ist der Orthopäde. Da dieser nur selten über ein Röntgengerät verfügt, ist die Wahrscheinlichkeit, im Laufe der Diagnostik zum Radiologen überwiesen zu werden, recht hoch.

Vielfach findet der behandelnde Arzt eine eindeutige Ursache deiner Schmerzen. Diese lässt sich zumeist beseitigen. In vielen Fällen reicht eine konservative Therapie aus. Nur wenige Erkrankungen und Verletzungen erfordern einen operativen Eingriff. Prinzipiell solltest du deinen Arzt immer fragen, warum er die von ihm vorgeschlagene bzw. gewählte Behandlung durchführen will. Häufig greifen Ärzte vorschnell zu Schmerzmitteln oder anderen Medikamenten, weil sie denken, der Patient verlange dies.

Einige Patienten erleben die Konsultation des Arztes jedoch als unbefriedigend, da keine Ursache der Rückenschmerzen gefunden werden kann. Häufig sind diese Patienten jedoch von starken Schmerzen derart gequält, dass sie einen Spezialisten nach dem anderen aufsuchen. Kann nach wie vor weder eine Krankheit, noch eine Verletzung oder anatomische Anomalie festgestellt werden, verzweifeln diese Patienten häufig. Es wäre jedoch fatal, sich mit den permanenten Schmerzen abzufinden. In solchen Fällen ist die Ursache des Schmerzes häufig in den Lebensgewohnheiten zu finden. Sollte also auch bei dir keine krankhafte Veränderung festgestellt werden können, gilt es vorrangig, an dir selbst zu arbeiten – nicht aufgeben. Nachfolgend habe ich dir dazu einige Tipps zusammengetragen, die dir dabei helfen sollen, deine Gewohnheiten zu überdenken und vor allem zu ändern.

5.1 Gewohnheiten

Unsere moderne Lebensweise führt in vielen Fällen zu Rückenschmerzen, ohne dass sofort ein Schaden sichtbar ist. Stellen wir unsere schädlichen Gewohnheiten jedoch nicht ab, entstehen mit der Zeit sichtbare, mitunter irreversible Schäden. Aus diesem Grund solltest du bei unspezifischen Rückenschmerzen, deren Ursache nicht gefunden werden konnte, weder verzweifeln, noch davon ausgehen, dass diese ungefährlich sind. Stattdessen gilt es, deine schädlichen Lebensgewohnheiten und -umstände aufzuspüren und zu ändern. Bereits kleinere Veränderungen können zur Linderung der Schmerzen beitragen.

Das Führen des bereits erwähnten Schmerztagebuchs kann auch hinsichtlich des Aufdeckens schädlicher Lebensgewohnheiten hilfreich sein. Führe dieses also weiter.

Beginne mit deinen Schlafgewohnheiten. Überprüfe dazu, ob du ausreichend und erholsam schläfst, falls die Rückenschmerzen bevorzugt morgens auftreten. Ist dies der Fall, zeigen sich zahlreiche körperliche Erscheinungen. Ein gestörter Schlaf verhindert eine ausreichende physische und psychische Regeneration. Deine Muskulatur verspannt aufgrund dieser fehlenden Erholung. Stress kann nicht in ausreichendem Maße abgebaut werden.

Der Schlaf dient der Erholung und Regeneration. Für die menschliche Gesundheit ist er unabdingbar – wer nicht schläft, stirbt. Stelle sicher, dass du ausreichend Zeit für einen gesunden Schlaf hast. Störende Einflüsse wie zum Beispiel, Lichtquellen oder elektronische Geräte im Schlafzimmer, solltest du beseitigen, um einen erholsamen Schlaf gewährleisten zu können. Stehst du morgens erholt und ausgeschlafen auf, wird sich dein gesundheitlicher Zustand insgesamt bessern. Durch die Entspannung, die dein Körper erfährt, wird sich auch deine Muskulatur lockern. Deine Rückenschmerzen werden abnehmen oder gänzlich verschwinden.

Eine minderwertige Matratze stellt eine weitere mögliche Ursache dar. Viele Menschen halten Matratzen für überteuert. Sie greifen zu scheinbar guten Angeboten und schlafen in der Folge jahrelang auf minderwertigen Matratzen, die ihrem Rücken schaden. Eine hochwertige Matratze ist teuer. Dieses Geld solltest du jedoch zu investieren bereit sein, wenn du deinem Rücken nicht weiter schaden möchtest. Minderwertige Matratzen gewähren keinen angemessenen Halt. Sie sind zu weich, zu hart oder nach kurzer Zeit durchgelegen. Aufgrund dieser Minderwertigkeit deiner Matratze verspannt sich dein Körper. So ist es unmöglich, eine angenehme Schlafposition einzunehmen und diese Verspannung ist dann der Auslöser für starke Rückenschmerzen.

Spare also nicht beim Kauf einer neuen Matratze, sondern suche ein Fachgeschäft auf und lasse dich dort ausführlich beraten. In der heutigen Zeit produziert beinahe jeder Hersteller rückenfreundliche Matratzen. Diese gewährleisten hohen Liegekomfort und schonen deinen Rücken. Da dein Körper sich nicht mehr verspannen muss, um eine rückenfreundliche Liegeposition erreichen zu können, werden deine Schmerzen dank der neuen Matratze abnehmen.

Wie trägst du eigentlich schwere Lasten? Beobachte dich dabei mal ganz genau. Leider lässt es sich im Alltag nicht gänzlich vermeiden, schwere Taschen zu tragen. Geschieht dies jedoch überdurchschnittlich häufig, lassen sich in der Regel bessere Alternativen finden, um größere Lasten zu schleppen. Vermeide das Tragen derartiger Gewichte, so oft es möglich ist. Im Alltag bietet es sich beispielsweise an, im Supermarkt einen Einkaufswagen zu benutzen und für den Heimweg eine „Rolltasche" anzuschaffen. Auf diese Art und Weise vermeidest du kurzzeitige Überbelastungen deines Rückens.

Lässt sich das Heben und Tragen schwerer Lasten aufgrund deiner beruflichen oder privaten Situation jedoch nicht vermeiden, musst du lernen, richtig zu heben. Wendest du eine korrekte Hebetechnik an, wird dein Rücken weniger stark belastet. Das Risiko ernsthafter Verletzungen und verfrüht eintretender Verschleißerscheinungen sinkt.

Hebe Lasten ab sofort mit geradem Rücken. Stelle dich hierfür direkt vor den zu hebenden Gegenstand und gehe in die Hocke. Achte darauf, deine Knie nicht mehr als 90 Grad zu beugen. Hebe die Last nun aus den Knien heraus an. Dein Rücken bleibt während des Anhebens gerade. Die Kraft des Hebens kommt aus deinen Beinen.

Beim Abstellen des schweren Gegenstandes gehst du exakt umgekehrt vor. Achte auch hierbei darauf, deinen Rücken gerade zu lassen und deine Knie nicht mehr als 90 Grad zu beugen.

Trage schwere Gegenstände möglichst dicht an deinem Körper. So benötigst du weniger Kraft. Spanne während des Tragens zudem deine Bauchmuskeln an. Dies sorgt für eine Entlastung des Oberkörpers bei gleichzeitiger Stabilisierung der Wirbelsäule. Atme während des Tragens gleichmäßig weiter.

Gewöhne dir an, keine schweren Taschen mehr in einer Hand zu tragen. Verteile die zu tragenden Gegenstände stattdessen auf zwei leichtere Taschen. Eine trägst du mit der linken Hand, die andere mit der rechten. Wie sieht dabei deine Körperhaltung aus?

Viele Menschen neigen dazu, den Rücken beim Gehen zu krümmen und die Schultern hängen zu lassen und das, obwohl sie gar keine schweren Taschen tragen. Sobald du dies bei dir bemerkst, musst du gegensteuern. Halte deinen Rücken ab sofort bewusst gerade.

Auch beim Sitzen, was du reduzieren kannst, sollte dein Rücken gerade bleiben. Lasse dich nicht dazu verleiten, in deinen Sitz zu sinken, weil diese Position scheinbar angenehmer ist. Langfristig verursacht eine derart zusammengesackte Körperhaltung Rückenschmerzen. Achtest du im Alltag längere Zeit bewusst auf deine Körperhaltung, wirst du irgendwann automatisch eine aufrechte Körperhaltung einnehmen. Achte also im Alltag ab sofort bewusst auf deine Körperhaltung.

Vermeide darüber hinaus einseitige Belastungen. Sorge während längerer Zeiten des Sitzens immer mal wieder für eine veränderte Sitzposition und mach kleine Pausen, in denen du umhergehst. Besonders bei der Büroarbeit wirken diese Pausen entlastend auf den Rücken.

Damit du eine aufrechte Körperhaltung erreichst, kann dich funktionales Schuhwerk dabei unterstützen. Denn deine Füße sind das Fundament, auf dem du stehst. Falsches Schuhwerk kann sehr negative Auswirkungen auf deine Körperhaltung und somit auf deinen Rücken haben. Wenn schon deine Schuhe dafür sorgen, dass deine Fußstellung nicht optimal ist, verursacht das Fehlbelastungen und Schmerzen in den Knien. Das geht weiter hoch bis in deine Wirbelsäule, die dadurch in eine Schieflage gezwungen wird.

Wähle funktionale, leichte Schuhe, die dir gut passen und die eine weiche Sohle und noch genügend Halt bieten, damit du deine Füße beim Laufen gut abrollen kannst. Mittlerweile können funktionale Schuhe durchaus modisch sein. Auf High-Heels und anderweitig hohe Schuhe solltest du jedoch verzichten, da diese zur Ausbildung eines Hohlkreuzes beitragen.

5.2 Bewegung

Viele von Rückenschmerzen betroffene Menschen schwören zur Linderung ihrer Beschwerden auf Massagen. Prinzipiell ist aus fachlicher Sicht nichts gegen diese Behandlungsform einzuwenden. Massagen lösen Verspannungen der Muskulatur effektiv, haben einen entspannenden Effekt auf den gesamten Körper und reduzieren Stress. Zur langfristigen Beseitigung der Rückenschmerzen ist jedoch Aktivität erforderlich. Setze nicht ausschließlich auf passive Behandlungsmethoden.

Protokolliere mal eine Woche lang, wie viel du dich bewegst. Schrittzähler, die in vielen Smartphones integriert sind, können dich bei dieser Auswertung deiner täglichen Bewegung unterstützen. Experten empfehlen, mindestens 10.000 Schritte pro Tag zu laufen. Der durchschnittliche Büroangestellte kommt auf etwas weniger als die Hälfte dieser empfohlenen Summe. Steigere deine tägliche Bewegung!

Niemand erwartet, dass du beginnst, Hochleistungssport zu treiben. Ein täglicher Spaziergang an der frischen Luft markiert bereits einen guten Beginn deiner neuen Alltagsbewegung. Versuche jedoch, deine Bemühungen im Laufe der

Zeit zu intensivieren. Walken und joggen werden ebenfalls im Freien ausgeübt und sind so gleich doppelt effektiv.

Es bietet sich zudem an, moderaten Muskelaufbau zu betreiben, denn eine starke Rückenmuskulatur beugt Schmerzen vor. Hochwertige Fitnessstudios finden sich in jeder größeren Stadt. Sie bieten ideale Voraussetzungen, da dort eine perfekte Infrastruktur und qualifiziertes Personal anzutreffen sind. Unter fachkundiger Anleitung wirst du stärkendes Krafttraining durchführen. Bereits nach wenigen Wochen sind erste Erfolge sicht- und spürbar.

Bevorzuge Aktivitäten, die dir Freude bereiten. Treibst du Sport, der dir keinerlei Spaß macht, wirst du nach kurzer Zeit wieder aufgeben.

Wie wäre es mit Schwimmen? Das ist eine sehr rückenfreundliche Sportart. Beim Schwimmen wird der Rücken geschont und gleichzeitig gestärkt. Sowohl deine Ausdauer als auch deine Kraft werden durch das Schwimmen trainiert.

Außer im Akutfall verschlimmert körperliche Schonung oder gar Bettruhe in der Regel deine Schmerzen. Während diese Therapieformen in früheren Zeiten von der Mehrheit der Ärzte empfohlen wurden, gelten sie heute als schädlich. Stattdessen raten Ärzte ihren Patienten, so früh wie möglich wieder aktiv zu werden. Vielfach werden Rezepte für Physiotherapie ausgestellt. Im Rahmen dieser Therapie wird der Patient aktiv angeleitet, Übungen durchzuführen, die seinen Rücken stärken. Das Ziel dabei ist, dass du die gelernten Übungen jeden Tag selbstständig zu Hause durchführst. Unter Umständen setzt der Physiotherapeut auch weitere Therapieverfahren ein, wie beispielsweise Wassergymnastik.

Vergiss nicht, dich regelmäßig zu dehnen. Das ist sehr wichtig für die Beweglichkeit deiner Muskeln und Sehnen. Achte aber darauf, dass du deinen Körper erst nach dem Sport, wenn du ausreichend warm bist, immer gut dehnst. Denn das Dehnen vor dem Sport kann zu Verletzungen führen. Neben dem Dehnen gibt es noch eine weitere tolle Möglichkeit für mehr Beweglichkeit zu sorgen. Informiere dich im nächsten Abschnitt über diese wirklich wichtige und vor allem effektive Trainingsmethode.

5.3 Faszientraining

Was sind denn Faszien und was haben sie mit meiner Beweglichkeit zu tun, fragst du dich jetzt bestimmt.

Faszien sind die Weichteilkomponenten des Bindegewebes. Sie durchziehen den gesamten menschlichen Körper und wirken dabei als umhüllendes, verbindendes Netzwerk, wie ein dünner Mantel. Sowohl Muskeln als auch Organe werden vom Bindegewebe umhüllt. Faszien bestehen als weichteiliger Anteil des Bindegewebes aus Kollagen, Wasser, Zucker und Eiweißen.

Bei den Faszien handelt es sich jedoch nicht um ein unempfindliches Gewebe, das lediglich für den Zusammenhalt der einzelnen Körperstrukturen zuständig ist. In den Faszien befinden sich zahlreiche Rezeptoren, die registrieren, wie der Körper sich bewegt. Darüber hinaus reagieren die Faszien auf Veränderungen im Gewebe.

Jahrzehntelang wurde das Bindegewebe für totes Füllmaterial gehalten. Ärzte maßen ihm bei der Entstehung von Erkrankungen keinerlei Bedeutung bei. Heute weiß man jedoch, dass die Faszien zahlreiche Nervenenden und Schmerzsensoren beinhalten. Außerdem sind sie für die

Kraftübertragung von Muskel zu Muskel zuständig. Die Faszien werden immer mehr als eigenständiges Organ begriffen, das für die Körperwahrnehmung zuständig ist und Einfluss auf vielfältige Körperfunktionen ausübt.

Mittlerweile werden die Faszien intensiv erforscht. Bereits heute kann nachgewiesen werden, dass Faszien sich eigenständig zusammenziehen, wenn Stressbotenstoffe ausgeschüttet werden. Zudem konnte in Versuchen nachgewiesen werden, dass die Faszien bei Bewegungsmangel und Fehlbelastung regelrecht verkleben. Falsche und einseitige Belastungen können darüber hinaus zur Entstehung von Wunden und Rissen in den Faszien führen. Diese wiederum sorgen dafür, dass Entzündungsbotenstoffe ausgeschüttet und somit falsche Signale an die Muskeln gegeben werden. In der Folge kommt es zu einer Kettenreaktion, die letztendlich zur Verspannung der Muskulatur führt.

Eine weitere interessante Erkenntnis, die man herausgefunden hat, ist die bei Rückenschmerzpatienten zu findende Verhärtung der Faszien im Bereich des unteren Rückens. Es steht bereits jetzt fest, dass die Rolle der Faszien bei der Entstehung von Rückenschmerzen jahrzehntelang deutlich unterschätzt wurde.

Einen positiven Einfluss auf die Faszien kannst du sowohl durch sportliche Betätigung als auch durch gezielte Behandlungen der Faszien bewirken. Ich kann dir aus eigener Erfahrung besonders empfehlen, mit einem Faszientraining zu beginnen.

Viele Therapeuten setzen dazu eine Faszienrolle ein. Mit Hilfe dieser Rolle werden Muskeln und Bindegewebe trainiert. Ein falscher oder übermäßiger Gebrauch kann jedoch zu Beschädigungen der Muskelfasern und der Faszien führen.

Lerne aber langfristig, dich selbst mit der Faszienrolle zu behandeln. Ein erfahrener Therapeut kann dich zu Beginn anleiten, später bist du alleine in der Lage, ein effektives Faszientraining durchzuführen.

Weitere Elemente des Faszientrainings bestehen darin, die Faszien zu dehnen, mit Hilfe der Faszienrolle zu beleben und die eigene Körperwahrnehmung zu verbessern.

Im Zusammenhang mit den Faszien ist auch der Katapulteffekt zu erwähnen, den sich Kängurus und Gazellen zunutze machen. Beim Menschen ist ein ähnlicher Katapulteffekt möglich, ohne dass jedoch eine derart enorme Sprungkraft erreicht werden kann. Für das Hüpfen und Rennen benötigt jedoch auch der Mensch Beschleunigungskraft. Ein erheblicher Teil dieser Beschleunigungskraft entsteht aus der dynamischen Federung der Faszien.

Bei elastisch federnden Bewegungen verlängern und verkürzen die Sehnen und die faszialen Sehnenplatten sich deutlich, während die Muskelfasern ihre Länge kaum verändern. Ein zentrales Ziel des Faszientrainings besteht darin, eine dauerhaft erhöhte elastische Speicherkapazität zu erreichen. Bereits wenige elastische Federungen pro Woche können ausreichen, sofern sie richtig dosiert und ausgeführt werden. Auch das Trainieren des Katapulteffektes kannst du nach vorheriger Anleitung eigenständig durchführen.

Doch was nützt das ganze Training, wenn eigentlich die Ursache für deine Rückenschmerzen an deinem Arbeitsplatz zu finden ist. Klar, das Training verbessert deine Beweglichkeit, aber wenn dein Arbeitsplatz und deine Gewohnheiten dort nicht rückenfreundlich gestaltet sind, ist das für deinen Rücken nicht sehr förderlich. Also, nehmen wir mal im nächsten Abschnitt deinen Arbeitsplatz genauer unter die Lupe.

5.4 Arbeitsplatz

Ich gehe davon aus, dass du einen wesentlichen Teil deines Tages am Arbeitsplatz verbringst. Bei einer überwiegend sitzenden Tätigkeit ist Bewegung zwischendurch besonders wichtig. Lege daher während deiner Arbeit im Büro regelmäßige Pausen ein, in denen du aufstehst und umhergehst. Diese kurzen Bewegungsphasen sorgen für eine Lockerung deiner Muskulatur. Sie beugen Rückenschmerzen somit effektiv vor.

Doch auch während des Sitzens gilt es, deinen Rücken weitestgehend zu schonen. Hierzu bietet sich ein ergonomischer, höhenverstellbarer Bürostuhl an. Sprich deinen Chef oder Vorgesetzten auf die Option, ergonomische Bürostühle einzuführen, an. Letztendlich profitiert auch dein Arbeitgeber, da die Krankheitstage der Mitarbeiter reduziert werden können und die Motivation steigen wird. Leidest du unter Schmerzen, bist du weniger motiviert und kannst keine Bestleistungen erbringen. Der ergonomische Bürostuhl trägt also indirekt zur Steigerung deiner Arbeitsleistung bei.

Während du telefonierst, bist du nicht gezwungen, auf deinem Bürostuhl zu sitzen. Routinetätigkeiten kannst du genauso gut im Stehen erledigen. Stehe zukünftig also für jedes Telefonat auf. Bei anderen Routinetätigkeiten kannst du auf die gleiche Weise verfahren. Alternativ bietet sich auch ein höhenverstellbarer Tisch an. Alleine durch diese kleinen Änderungen bringst du deutlich mehr Bewegung in deinen Arbeitsalltag und beugst gleichzeitig einer Fehlbelastung vor.

Rufe deine Kollegen, die am anderen Ende des Ganges sitzen, nicht mehr an. Stehe stattdessen auf und gehe zu ihnen, wenn du Fragen hast oder etwas mitteilen willst.

Ein weiterer wesentlicher Aspekt der Umstrukturierung deiner Arbeitsgewohnheiten ist die Vermeidung von Stress. Der Stress verringert zwar deine Schmerzwahrnehmung, doch du spürst allerdings nicht, dass du den ganzen Tag in einer ungesunden Sitzposition vor deinem Schreibtisch sitzt. Das führt zu Verspannungen und außerdem kommt es zu einer Störung deines Hormonhaushaltes. Die Verspannungen machen sich meistens dann erst bemerkbar, wenn du zur Ruhe kommst, der Stress von dir abfällt und die Schmerzwahrnehmung sich wieder normalisiert.

Sorge deshalb, soweit es dir möglich ist, für eine effektive Stressreduktion. Sei nach der Arbeitszeit nicht mehr für deinen Arbeitgeber oder Vorgesetzten erreichbar. Erledige keine Zusatzaufgaben mehr, wenn du dies nicht möchtest. Lerne also, regelmäßig „Nein" zu sagen.

Auch die bereits erwähnten kleinen Pausen sorgen für eine effektive Reduktion des täglichen Stresses. Ergänzend bietet es sich an, eine „To-Do-Liste" einzuführen. Schreibe dir zu Beginn des Tages auf, welche Arbeiten du erledigen musst. Arbeite im Anschluss konsequent deine Liste ab. So strukturierst du deinen Arbeitstag besser und erhältst einen Überblick über die zu erledigenden Aufgaben. Packe aber nicht zu viel auf deine Liste, sei realistisch.

Mit diesen kleinen aber effektiven Tipps kannst du schon viel zu deiner Arbeitsplatzoptimierung beitragen. Leider kann ich dir hier nicht alle möglichen Maßnahmen nennen, das würde den Umfang des Buches sprengen. Mache dir doch mal selbst Gedanken, was du noch verbessern kannst. Dein Rücken wird es dir danken.

5.5. Ernährung

Neben mangelnder Bewegung kann auch deine Ernährung die Ursache für deine Rückenschmerzen sein. Denn eine ausgewogene, gemeinhin als gesund empfundene Ernährung ist deiner Gesundheit generell zuträglich, da dein Körper nur auf diesem Wege ausreichend mit Nährstoffen versorgt werden kann. Wie wirkt sich die Ernährung nun auf deine Rückenschmerzen aus?

Die Bandscheiben wirken als „Puffer" zwischen den einzelnen Wirbeln der Wirbelsäule. Im Inneren besteht eine Bandscheibe aus einem Gallertkern. Dieser kann mit einem Gelkissen verglichen werden. Umgeben wird er von einem harten Faserring, der dafür verantwortlich ist, die Bandscheibe in ihrer Position zu halten.

Ihre Funktion kann die Bandscheibe nur erfüllen, wenn sie in ausreichendem Maße mit allen benötigten Nährstoffen versorgt wird. Du kannst diese Versorgung sicherstellen, indem du dich ausgewogen ernährst.

Für eine ausgewogene Ernährung sollten alle drei Makronährstoffe, das sind Eiweiße, Kohlenhydrate und Fette, einen festen Platz in deinem Ernährungsplan erhalten. Nahrung enthält neben den Nährstoffen auch Energie. Diese wird in der Regel in der Maßeinheit der Kilokalorie angegeben. Achte darauf, deinen Energiebedarf nicht zu überschreiten. Ein durchschnittlicher Mann benötigt etwas mehr als 2.000 Kilokalorien pro Tag. Diese sollten zu 20 % aus Fett, zu 30 % aus Eiweißen und zu 50 % aus Kohlenhydraten stammen.

Vermeide die Zufuhr von zu viel klassischem Zucker. Auch Fertigprodukte und andere stark fett- und salzreiche Lebensmittel gilt es zu meiden. Koche stattdessen selbst und verwende vorwiegend frische Zutaten, so vermeidest du, dass du zu viel Gewicht auf die Waage bringst. Übergewicht wirkt sich nämlich schädlich auf deine Wirbelsäule aus.

Im Internet gibt es jede Menge Seiten, auf denen du ausführliche Ratschläge für eine gesunde Ernährung bekommen kannst und wie du diese am besten und effektivsten für dich umsetzt. Schaue doch gleich mal auf meiner Internetseite www.1fachgesund.de vorbei, dort findest du viele Informationen für eine gesunde Ernährung.

5.6 Psychische Ursachen

Rückenschmerzen sind vielfach auf psychische Probleme zurückzuführen. In diesem Fall spricht der Mediziner von psychosomatischen Rückenschmerzen. Bei psychischen Problemen ist erst mal eine Behandlung dieser unumgänglich, wenn du deine Rückenschmerzen loswerden möchtest.

Es ist wirklich wichtig den Zusammenhang, zwischen psychischen Problemen und deinen Rückenschmerzen, zu verstehen. Denn im Sinne der ganzheitlichen Medizin werden die einzelnen Beschwerden nie isoliert, sondern im Gesamtzusammenhang betrachtet. Der menschliche Körper ist ein zusammenhängendes System. Die einzelnen Komponenten beeinflussen sich demnach gegenseitig.

Beschwerden wie zum Beispiel Depressionen oder Angststörungen lösen vielfach Rückenschmerzen aus. Möchtest du dich von diesen Schmerzen befreien, solltest du zuerst deine psychischen Erkrankungen behandeln lassen. Der Beginn einer psychotherapeutischen Behandlung markiert oft einen Wendepunkt im Leben der Betroffenen. Im Laufe der Behandlung verschwinden zahlreiche Beschwerden, die auf den ersten Blick keinen direkten Bezug zur psychischen Symptomatik aufweisen. Auch deine psychosomatischen Rückschmerzen werden sich bessern, wenn du deine psychischen Probleme verarbeitest.

Deine Heilung beginnt bereits im Kopf. Es ist für dich hilfreich, wenn du insgesamt auf eine möglichst positive Lebenseinstellung achtest. Pessimismus kann deine Schmerzen weiter verstärken. Siehst du den Rückenschmerz als ständigen Begleiter, der dich vermutlich niemals verlassen wird, sorgst du unbewusst dafür, dass die Schmerzen bestehen bleiben. Denke nicht permanent über deine Gebrechen nach, sondern befasse dich mit den positiven Seiten des Lebens. Lerne, den Schmerz loszulassen!

5.7 Degenerative Wirbelsäule

Mit voranschreitendem Lebensalter nimmt der Verschleiß deiner Wirbelsäule, der auch als Degeneration bezeichnet wird, individuell unterschiedlich zu. Auch funktionell bedingte Rückenschmerzen führen zu Verschleißerscheinungen der Wirbelsäule. Leidest du unter degenerativen Veränderungen der Wirbelsäule, muss zwingend eine Therapie durchgeführt werden.

Nimm Behandlungsvorschläge an und sorge so dafür, deine bestehenden Einschränkungen aufzuheben oder abzuschwächen. Ergänzend kannst du selbst in deinem Alltag tätig werden.

Bei leichten und mittleren Beschwerden bietet sich ein moderates Training an. Dehne dich täglich und betreibe leichten Ausdauer- und Kraftsport. Setze zusätzlich die Bewegungstipps aus 5.2 regelmäßig um.

Informiere alle Trainer über deine Beschwerden, Einschränkungen und Erkrankungen, wenn du trotz dieser sportlich tätig sein willst. Nur so ist es möglich, einen individuellen Trainingsplan auszuarbeiten. Andernfalls kann es zu einer Verstärkung der Beschwerden kommen.

Ratschläge, die bei gesunden Personen angebracht sind, können bei dir zu weiteren Schäden an der Wirbelsäule führen.

Mangelnde Bewegung und ungesunde Ernährung begünstigen degenerative Erkrankungen bzw. Veränderungen. Stelle diese schlechten Gewohnheiten nun also schleunigst ab. Rückgängig machen kannst du die Veränderungen meistens nicht. Tritt eine degenerative Veränderung ein, lässt sich lediglich das Fortschreiten aufhalten. Alle Bemühungen dienen also dazu, die Beschwerden zu lindern und das weitere Fortschreiten der degenerativen Veränderungen zu verhindern bzw. zu verlangsamen.

Beim Hohlkreuz und beim Rundrücken handelt es sich jedoch nicht um degenerative Veränderungen. Obwohl viele Menschen glauben, diese „Schönheitsfehler" ließen sich nicht mehr rückgängig machen, handelt es sich um Fehlstellungen bzw. -haltungen, die mit richtigem Training beseitigt werden können.

5.8 Rehabilitationsphase

Befindest du dich in der Rehabilitation nach schweren Verletzungen oder Erkrankungen deines Rückens, ist körperliches Training in den meisten Fällen nicht möglich. Während Kraft- und Ausdauertraining bei anderen Rückenproblemen enorm hilfreich ist, kann es für dich gerade in der Rehabilitationsphase schädlich sein.

Greifst du trotzdem zu Gewichten oder trainierst anderweitig, können deine Beschwerden zunehmen. Im schlimmsten Fall treibst du die Schädigung deines Rückens voran und wirst dich irgendwann nicht mehr selbstständig bewegen können.

Bleibe trotzdem möglichst aktiv. Vor allem ausgedehnte und flotte Spaziergänge sind eine gute Möglichkeit für dich, trotz Trainingsverbots in Bewegung zu bleiben. Im Rahmen einer professionellen Rehabilitation wirst du schrittweise an rückenschonende Trainingsmethoden herangeführt.

Nach einer Operation unterstützt angeleitete Bewegung deine Rehabilitation. Aller Wahrscheinlichkeit nach wirst du dich mehrere Wochen lang in einer Kureinrichtung aufhalten. Dort wirst du von Ärzten und Physiotherapeuten unterstützt, die dir deutlich machen, welchen sportlichen Aktivitäten du nachgehen darfst. Das Fachpersonal wird dir einen individuellen Trainings- und Bewegungsplan erstellen. Übe auch nach der mehrwöchigen Rehabilitation keinen Sport aus, der dir untersagt wurde. Stelle deine körperliche Aktivität jedoch nicht gänzlich ein, sondern bleibe im Rahmen der ärztlichen Anweisungen in Bewegung.

6. Schritt:
Ergänzende Therapien

Neben der ärztlichen Therapie und der langfristigen Änderung schädlicher Gewohnheiten stehen dir zahlreiche ergänzende Therapien zur Verfügung, die du nutzen kannst, um eine Besserung deiner Beschwerden herbeizuführen. Nachfolgend findest du einen Überblick über verschiedene Therapien, die teilweise auch ärztlich verschrieben werden können.

6.1 Osteopathie

Die Osteopathie ist eine alternative Heilmethode, die sich in Deutschland immer weiter etabliert. Während die Osteopathie vor einem Jahrzehnt kaum bekannt war, finden sich heute in beinahe jedem größeren Ort mehrere Osteopathen. Diese behandeln ihre Patienten ausschließlich mit ihren Händen.

Der Osteopathie liegt der Gedanke zugrunde, dass der menschliche Körper als Einheit funktioniert, die prinzipiell in der Lage ist, sich selbst zu regulieren und zu heilen. Diese Fähigkeiten sind jedoch nur vorhanden, solange die Beweglichkeit aller Körperteile uneingeschränkt vorliegt. Ist die Beweglichkeit einzelner Komponenten des menschlichen Körpers eingeschränkt, kommt es zunächst zu Gewebespannungen. Wird die Beweglichkeit nicht rasch wiederhergestellt, treten Funktionsstörungen auf. Der Körper ist so weit eingeschränkt, dass er nicht mehr in der Lage ist, sich selbst zu regulieren. In diesem Fall kann der Osteopath die Beweglichkeit der betroffenen Komponenten deines Körpers wieder herstellen. In der Folge verschwinden deine Beschwerden.

Letztendlich versucht der Osteopath also nicht vordergründig, deine akuten Beschwerden zu beheben. Er ist viel mehr daran interessiert, die Beweglichkeit und damit die Funktionsfähigkeit deines Körpers wiederherzustellen. Gelingt dies, verfügt dein Körper über ausreichendes Potenzial, die Beschwerden selbst zu regulieren. Gewissermaßen werden also die bereits vorhandenen Selbstheilungskräfte deines Körpers durch die Behandlung freigesetzt.

6.2 Chiropraktik

Die Chiropraktik ist ebenfalls eine alternative Behandlungsmethode, die ursprünglich aus den

USA stammt. Ihre Aufgabe besteht darin, Blockaden der Wirbel zu lösen. Hierzu setzt der Chiropraktiker, genauso wie der oben bereits erwähnte Osteopath, ausschließlich seine Hände ein.

Wie du in den vorherigen Kapiteln erfahren hast, können die Wirbel ihre Aufgabe nur erfüllen, wenn sie sich am richtigen Platz befinden. Ruckartige Bewegungen und falsche Belastungen können dazu führen, dass der Wirbel blockiert und den für ihn vorgesehenen Platz verlässt. In diesem Fall ergibt sich eine starke Funktions- bzw. Bewegungseinschränkung der Wirbelsäule. Da der blockierte Wirbel auf die umliegenden Nerven drückt, leidest du zudem unter starken Schmerzen.

Auch Fehlstellungen und anderweitige Beeinträchtigungen der Wirbel und der Gelenke können zu Beschwerden führen. Nicht in jedem Fall wird eine derartige Blockade bemerkt. In der Folge entwickeln sich Fehlhaltungen, die dazu führen, dass Muskeln verkrampfen. Die Schmerzen verstärken sich so noch weiter. Der Chiropraktiker geht davon aus, dass der Großteil aller körperlichen Beschwerden sich auf Fehlstellungen und Blockaden der Gelenke zurückführen lässt.

Blockaden, Fehlstellungen und daraus resultierende Verspannungen behandelt der Chiropraktiker mit Druck und Zug. Da die Behandlung nicht risikofrei ist, solltest du auf eine ausreichende Qualifikation des Therapeuten achten.

6.3 Physiotherapie

Die Physiotherapie, früher als Krankengymnastik bekannt, ist eine von den Krankenkassen anerkannte Leistung. Bei Rückenbeschwerden verschreiben Ärzte häufig physiotherapeutische Leistungen, welche in der Folge von den gesetzlichen und privaten Krankenkassen bezahlt werden.

Entgegen landläufiger Meinungen setzt der Physiotherapeut nicht nur Massagen ein. Stattdessen wird der Patient dazu angehalten, aktiv zu werden. So setzen Physiotherapeuten unter anderem die Bewegungstherapie ein, um die Beschwerden des Patienten zu lindern. Übungen werden immer durch den Physiotherapeuten angeleitet und begleitet. Er achtet darauf, dass du die Übungen korrekt ausübst und eine gesunde Haltung einnimmst.

Darüber hinaus werden zahlreiche passive Therapien eingesetzt. Bei diesen kommen äußere Reize zum Einsatz, die den Körper beeinflussen. Sowohl die Anwendung von Wärme und Kälte als auch die Behandlung mit Licht, Wasser und Strom kommen zum Einsatz. Zur Lockerung und Mobilisierung der Muskulatur werden zudem Massagen eingesetzt.

6.4 Elektrotherapie

Die elektrische Stimulation der Muskulatur ist eine physikalische Therapie. Durch einen elektrischen Reiz können deine Beschwerden gelindert werden. Angewendet wird diese Art der Therapie von Physiotherapeuten und Fachärzten für physikalische und rehabilitative Medizin. Sowohl die Muskeln als auch die Nerven werden durch die Stimulation mit elektrischem Strom beeinflusst. Bewegungseinschränkungen und Schmerzen können auf diesem Wege gelindert bzw. behoben werden.

6.5 Shiatsu

Shiatsu entstammt einer japanischen Philosophie, die sich als Heil- und Lebenskunst versteht. Die im westlichen Kulturkreis bekannten

Shiatsubehandlungen dienen der Entspannung, der Anregung von Lebensenergie, der Stressminderung, der Unterstützung der Selbstheilungskräfte und der ergänzenden Therapie bei einigen Beschwerden.

Hierbei ist Shiatsu nicht als spezielle Massage oder als Therapie zu verstehen, sondern als „energetische Körperarbeit". Der Therapeut arbeitet auch hier ausschließlich mit seinen Händen. Er übt sanften Druck auf Akupressurpunkte aus und versucht auf diese Art Blockaden zu lösen.

Das Konzept des Shiatsu geht ebenso wie die traditionelle chinesische Medizin davon aus, dass der Körper von Energiebahnen, den sogenannten Meridianen, durchzogen ist. Durch diese fließt deine Lebensenergie. Bei Stress, schlechter Ernährung oder Bewegungsmangel können Blockaden dieser Energiebahnen entstehen.

Die Shiatsubehandlung dient dazu, die Energiebahnen durch sanften Druck zu stimulieren. Langfristig gesehen ist die Behandlung dazu da, sich selbst besser spüren zu lernen und ein umfassenderes Verständnis für sich selbst zu erlangen. So soll langfristige Beschwerdefreiheit bei neuer Vitalität erreicht werden.

6.6 Akupunktur

Auch die Akupunktur baut auf dem Wissen vom System der Meridiane auf. Die in den Meridianen fließende Lebensenergie wird in der traditionellen chinesischen Medizin als „Qi" bezeichnet. Therapeuten, die Akupunktur als Behandlungsmethode benutzen, gehen davon aus, dass sich auf den Meridianen insgesamt 361 Akupunkturpunkte befinden.

Ist der Fluss der Lebensenergie Qi gestört, können Symptome und Krankheiten auftreten. Akupunkteure greifen in diesem Fall zur Nadel. Mit einer spitzen Nadel stechen sie in einen bestimmten Akupunkturpunkt. Jeder dieser Punkte ist einem bestimmten Organsystem bzw. Organbereich zugeordnet und steht mit diesem in Beziehung. Durch den Reiz des Nadelstichs werden die betreffenden Organe durch Regulierung der Lebensenergie Qi zur Selbstheilung angeregt.

Die Akupunktur wird bei zahlreichen Beschwerden, unter anderem auch bei Rückenproblemen, angewendet.

Ich kann dir aus eigener Erfahrung, diese Therapiemethode wirklich sehr empfehlen. Wie bereits in der Einleitung erwähnt, litt ich auch jahrelang unter Rückenschmerzen im unteren Lendenwirbelbereich. Alle Therapieversuche scheiterten und nicht nur das, es wurde auch ein Bandscheibenvorfall bei mir festgestellt. Eine Operation wollte ich auf keinen Fall. Ich las über die positiven Erfolge mit Akupunktur bei Rückenbeschwerden. Das hatte mich überzeugt, also versuchte ich es einfach mal.

Zusätzlich zu den Akupunkturnadeln, wurden noch sogenannte „Moxa-Kegel" auf der Haut abgebrannt, die aufgrund der Wärme für eine Entspannung der Muskulatur sorgen. Nach den ersten beiden Akupunktursitzungen spürte ich schon eine leichte Linderung meiner Schmerzen. Das motivierte mich, die Therapie weiter zu führen. Nach ca. 6 Sitzungen konnte ich eine deutliche Verbesserung meiner Schmerzen feststellen. Danach war ich für 3 Wochen im Sommerurlaub. Die Sonne, die Wärme und das Schwimmen im Meer haben meinem Rücken so gutgetan, dass ich danach nahezu beschwerdefrei war.

Rückblickend kann ich heute sagen, dass dieser Fortschritt auf die Kombination von der Akupunkturtherapie vor dem Urlaub und der anschließenden Entspannung im Urlaub zurückzuführen ist. Auch die psychische Belastung, die meine Rückenbeschwerden verstärkt hatten, vielen erst mal von mir ab. Daher kann ich diese Kombination nur weiterempfehlen.

Natürlich möchte ich nicht unerwähnt lassen, dass ich mich danach intensiv um den Aufbau einer stärkeren Rückenmuskulatur gekümmert habe. Außerdem nahm ich die Ursachen meiner psychischen Probleme genauer unter die Lupe, damit diese sich nicht wieder als Rückenschmerzen bemerkbar machten. So konnte ich langfristig meinen Gesundheitszustand erhalten und eine Operation vermeiden. Rückenschmerzen sind für mich heute kein Thema mehr.

Alle diese ergänzenden Therapiemöglichkeiten können dich in deinem Heilungsprozess unterstützen. Allerdings solltest du selbst auch aktiv werden. Im nächsten Schritt habe ich dir dazu ganz einfache aber bewährte Übungen zusammengestellt. Du kannst sie selbstständig zu Hause oder auch immer wieder mal zwischendurch auf der Arbeit durchführen. Solltest du dabei Schmerzen empfinden, beende die Übung und konsultiere deinen Arzt.

7. Schritt:
Die 10 effektivsten Übungen für einen gesunden Rücken

1. Schulterkreisen

Setze dich auf einen Stuhl und rutsche mit dem Gesäß leicht nach vorne. Richte deinen Oberkörper auf und ziehe das Kinn leicht zur Brust. Deine Arme hängen locker an der Seite herunter. Kreise nun mit beiden Schultern nach oben, hinten, unten und wieder nach vorne. Dein Kopf bewegt sich dabei nicht mit, atme ruhig und gleichmäßig. Nach ca. 20 Kreisen wechselst du die Richtung. Diese Übung ist ideal fürs Büro, weil sie im Sitzen zwischendurch immer wieder mal ausgeführt werden kann.

2. Brustdehner

Stelle dich gerade hin, deine Füße stehe etwas breiter als hüftbreit auseinander, deine Knie sind leicht gebeugt. Hebe jetzt beide Arme seitlich bis zur Schulterhöhe. Winkel nun die Unterarme an, bis deine Hände senkrecht nach oben zeigen und deine Handflächen zu deinem Kopf. Deine Arme sollten jetzt ein großes U bilden. Ziehe nun die Ellenbogen nach hinten und drücke die Schulterblätter zusammen. Halte diese Spannung für ca. 10 Sekunden, danach lösen, kurze Pause und das ganze etwa 5 Mal wiederholen. Atmen nicht vergessen! Du kannst diese Übung auch im Sitzen ausführen und ist somit auch ideal fürs Büro, weil du sie zwischendurch immer wieder mal machen kannst.

3. Windmühle

Stelle dich in die Grätsche, beuge dich nach vorne und führe den rechten Arm zur linken Fußspitze. Den linken Arm streckst du nach oben. Wechsel dann die Seite. Sobald du die Fußspitze erreicht hast – atme aus. Wechselst du die Arme – atme ein. Wiederhole diese Übung ca. 10 Mal.

4. Diagonale im Vierfüßlerstand

1. Schritt:
Knie dich auf den Boden und setze die Hände schulterbreit auf den Boden. Die Arme sind nicht ganz durchgestreckt. Die Knie sind hüftbreit unter dem Becken geöffnet. Der Kopf ist

die Verlängerung der Wirbelsäule und dein Blick ist zum Boden gerichtet.

2. Schritt:
Mit dem Einatmen streckst du ein Bein und den gegenüberliegenden Arm aus, bis sie horizontal eine Linie ergeben. Der stützende Arm bleibt weiterhin leicht gebeugt. Achte darauf, dass deine Hüfte und Schulter parallel zum Boden ausgerichtet ist. Ziehe dich der länge nach schön auseinander. Halte diese Position ein paar Sekunden.

3. Schritt:
Rolle dich dann während du ausatmest ein. Dabei führst du das Knie zu dem gegenüberliegenden Ellenbogen. Dein Rücken wird rund und deinen Bauchnabel ziehst du nach innen. Dein Blick bleibt weiterhin zum Boden gerichtet. Kurz halten und mit dem Einatmen wieder das Bein und den Arm horizontal ausstrecken. Wiederhole das 5-10 Mal bevor du zu deinem anderen Bein und dem anderen Arm wechselst.

5. Crunches oder Bauchpressen

Lege dich mit dem Rücken auf eine Trainingsmatte und winkel deine Beine an, um ein Hohlkreuz zu vermeiden. Deine Fußsohlen stehen flach auf dem Boden und der Abstand zwischen deinen Beinen sollte höchsten hüftbreit sein.

Führe die Hände zu deinem Kopf, deine Fingerspitzen berühren deinen Kopf links und recht hinter den Ohren, die Ellenbogen zeigen nach außen. Nun ziehst du deinen oberen Rücken mit Hilfe deiner Bauchmuskeln nach vorne oben, dein Kopf bleibt in einer neutralen Position. Beim nach oben kommen atmest du aus.

Anschließend machst du die Bewegung zurück zum Boden, lege deinen oberen Rücken mit dem Einatmen wieder ab, halte aber deine Spannung im Bauch und mit dem nächsten Ausatmen kommst du wieder nach oben. Diese Übung wiederholst du mindestens 10 Mal.

6. Seitstütz

Lege dich seitlich auf eine Trainingsmatte und stütze dich mit dem Unterarm ab, der Arm zeigt dabei nach vorne. Lege die Beine parallel übereinander. Dein Kopf und dein Hals bilden eine gerade Verlängerung mit der Wirbelsäule.

Hebe jetzt dein Becken so weit an, dass dein

Oberkörper und deine Oberschenkel eine Linie bilden. Dein Ellenbogengelenk befindet sich unterhalb deiner Schulter auf dem Boden. Versuche dabei die Fußkante und den Unterarm in den Boden zu drücken und den andern Arm stützt du in der Hüfte ab.

Halte diese Position bis maximal 30 Sekunden, je nachdem wie fit du bist. Senke dann deinen Körper langsam wieder ab, wiederhole das 3 Mal und wechsel dann die Seite. Wenn dir das gut gelingt, kannst du auch noch das obere Bein gestreckt anheben und für ca. 10 bis 15 Sekunden halten. Lege dann das Bein wieder auf das untere Bein ab und wiederhole das ebenfalls 3 Mal pro Seite.

7. Unterarmstütz

Gehe in den Vierfüßlerstand, stütze dich auf die Unterarme auf und strecke die Beine nacheinander nach hinten. Dein Oberkörper, Becken und Beine bilden eine Linie und deine Ellenbogen sind direkt unter den Schultern. Dein Kopf bildet die Verlängerung deiner Wirbelsäule und du schaust auf den Boden. Mach dich lang und spanne dein Gesäß an.

Diese Position mindestens 10 Sekunden oder länger halten. Atmen nicht vergessen! Wiederhole das 5 Mal.

8. Hüftbeuger dehnen

Mache einen großen Ausfallschritt nach vorne und lege das hintere Knie auf dem Boden ab. Spanne deinen Bauch leicht an und verlagere dein Gewicht auf das vordere Bein. Dabei solltest du darauf achten, dass sich das Knie noch vor dem Fußgelenk befindet. Dein Becken lässt du locker und gerade nach vorne unten sinken, mache aber kein Hohlkreuz. Halte diese Position für mindestens 10 Sekunden und mit jedem ausatmen, sinkst du etwas tiefer. Anschließend wechselst du auf das andere Bein.

9. Wirbelsäule dehnen

Lege dich mit dem Rücken auf eine Trainingsmatte und stelle die Beine auf. Lege deine Arme im rechten Winkel zum Körper ab. Kippe nun beide Knie zur rechten Seite, deinen Kopf drehst du nach links. Dabei solltest du darauf achten, dass dein Rücken auf dem Boden liegen bleibt. Halte diese Position für ca. 10 -15 Sekunden, bevor du die Seiten wechselst. Wiederhole das 5 Mal pro Seite. Um die Übung noch zu verstärken, strecke das untere Bein aus und bringe das obere Knie zu Boden. Achte aber darauf, dass die gegenüberliegende Schulter nicht abhebt.

10. Rückenschaukel

Lege dich mit dem Rücken auf eine Trainingsmatte. Dabei solltest du den Rücken weder in die Matte pressen, noch sollte ein Hohlkreuz entstehen. Ziehe deine Beine zu dir heran und umfasse sie mit beiden Armen. Hebe nun den Kopf und die Schultern leicht vom Boden ab und schaukel ca. 15 Mal vor und zurück. Du kannst auch zur Seite links und rechts schaukeln oder in beide Richtungen kreisen. Wiederhole das 3 Mal.

Diese kleine Auswahl von Übungen lassen sich auch erweitern und können noch besser auf dich abgestimmt werden. Befrage dazu deinen Physiotherapeuten.

Wenn alle deine Bemühungen, Gewohnheitsänderungen und Therapien nicht den erhofften Erfolg gebracht haben, solltest du über die im nächsten Schritt genannte Frage einmal nachdenken.

8. Schritt:
Überlege, ob eine Operation sinnvoll ist

Bei schweren Beschädigungen der Wirbel, bei Bandscheibenvorfällen und bei starken, degenerativen Veränderungen der Wirbelsäule lässt sich eine Operation leider oft nicht vermeiden.

Bei anderen Beschwerden oder Diagnosen solltest du jedoch überlegen, ob ein operativer Eingriff tatsächlich sinnvoll ist. Einige Ärzte setzen vorschnell auf derartige Eingriffe, obwohl konservative Therapieverfahren ebenso vielversprechend sind. Im Zusammenhang mit einer Operation gilt es, nicht nur auf die Vorteile zu schauen. Operationen bergen weitaus größere Risiken als nicht operative Behandlungen.

Was sind die Vorteile einer Operation? Bei schweren Verletzungen der Wirbel und starken degenerativen Veränderungen der Wirbelsäule kann eine Operation durchaus ratsam sein. Andernfalls kann deine Beweglichkeit stark abnehmen. Die Schmerzen lassen sich in einem solchen Fall kaum auf anderem Wege behandeln. Zudem besteht die Gefahr des Auftretens von Lähmungserscheinungen. In einem solchen Fall ist es somit ratsam, die Risiken einer Operation in Kauf zu nehmen, um Lebensqualität zurückzugewinnen, die andernfalls für immer verloren wäre.

Eine Operation bietet häufig die einzige Möglichkeit, bei schweren Erkrankungen oder Verletzungen, die Funktionalität der Wirbelsäule wiederherzustellen. Auch bei Frakturen und Tumoren muss zwingend behandelt werden. Im schlimmsten Fall droht dem Patienten sonst der Verlust seiner Beweglichkeit. Lasse dich von deinem Arzt also eingehend beraten. Ist eine Operation in deinem Fall wirklich unumgänglich? Wieso drängt der Arzt darauf, dein Leiden operativ zu beheben? Gibt es noch andere Wege und sind diese ebenfalls vielversprechend? Die vollständige Beantwortung dieser Fragen sind sehr wichtig für deine Entscheidung.

Was sind die Nachteile einer Operation? Wie bereits erwähnt, solltest du die Nachteile einer Operation in Kauf nehmen, wenn diese die einzige Möglichkeit darstellt, deine Lebensqualität zu erhalten oder zu verbessern. In weniger schwerwiegenden Fällen muss jedoch eine überlegte Abwägung zwischen Risiken und Nutzen der Operation stattfinden. Vielfach bieten sich bei Verschleißerscheinungen und anderen Problemen des Rückens bessere Behandlungsmöglichkeiten.

Eine Operation ist generell immer mit Risiken verbunden. Ärzte können Fehler machen. Darüber hinaus besteht keine Garantie, nach dem Eingriff beschwerdefrei zu sein. Unter Umständen verschlimmern die Beschwerden sich durch den Eingriff. Hinzu kommen die vielfältigen Narkoserisiken, die jede Operation mit sich bringt.

Informiere dich im Vorfeld ausführlich über die Operation und die mit ihr verbundenen Risiken. Es ist zudem sinnvoll, eine zweite Meinung einzuholen. Überlege in jedem Fall sorgsam, ob eine Operation tatsächlich die angezeigte Behandlungsmethode für dich ist.

Fazit und Geschenk

Zum Schluss möchte ich dir noch Hoffnung machen und dich motivieren aktiv zu werden. Ich hoffe, ich konnte dir mit dieser Schritt für Schritt Anleitung und den wertvollen Tipps dabei helfen, deine Rückenschmerzen zu lindern oder sogar zu beseitigen. Darüber würde ich mich riesig freuen.

Als Fazit dieses Ratgebers möchte ich festhalten, dass die meisten Rückenprobleme hausgemacht sind. Denn meistens hilft schon ein angemessener Lebensstil, die am häufigsten auftretenden Rückenschmerzen zu vermeiden. Auf diesem Wege wird es dir möglich sein, Rückenschmerzen und -probleme zu vermeiden bzw. zu lindern.

Baue mehr Bewegung in deinen Alltag ein. Tägliche Spaziergänge, das Vermeiden längerer Sitzzeiten und kurze Bewegungspausen während der Arbeitszeit können wahre Wunder bewirken. Kontrolliere den Umfang deiner täglichen Bewegung bewusst.

Auch die richtige Körperhaltung und eine ausgewogene Ernährung sind entscheidend, wenn

Rückenschmerzen vermieden werden sollen. Nimm bewusst eine aufrechte Haltung ein, vermeide einseitige Belastungen und sorge für ergonomische Arbeitsbedingungen. Ein rückenfreundlicher Bürostuhl, richtige Hebe- und Tragetechniken sowie die Vermeidung von Überbelastungen helfen dabei, Beschwerden vorzubeugen.

Du selbst hast es in der Hand, etwas an deinem Zustand zu ändern. Wie du hier erfahren konntest, lassen sich Haltungsprobleme, Blockaden und Verspannungen durch einfache Übungen oder durch entsprechende Therapien leicht beheben. Ich wünsche mir sehr, dass ich dir Hoffnung machen konnte. Lass dich nicht vorschnell zu einer Operation überreden.

Wenn allerdings deine Verschleißerscheinungen schon so weit fortgeschritten und irreparabel sind, kannst du die genannten Tipps anwenden und deine schädlichen Gewohnheiten abstellen, um zumindest Schadensbegrenzung zu betreiben. Andernfalls können sich deine Beschwerden verschlimmern, was deine Lebensqualität weiter einschränken wird.

Insgesamt ist die Prävention ein deutlich sinnvollerer Weg als die nachträgliche Behandlung bereits entstandener Schäden. Achte zukünftig also darauf, dich möglichst rückenfreundlich zu verhalten. Sowohl zu Hause als auch am Arbeitsplatz solltest du grundlegende Verhaltensmuster erlernen, um Rückenprobleme zu vermeiden.

Bei anhaltenden Beschwerden ist in jedem Fall ein Arzt aufzusuchen. Unbehandelte Rückenprobleme können zu schweren Schäden führen. Dieses Buch ersetzt keinen Arztbesuch. Es dient nicht dazu, eine Diagnose zu stellen oder eine geeignete Therapie zu wählen. Diese Aufgaben obliegen einem Arzt. Suche diesen also schnellstmöglich auf, wenn du unter Beschwerden leidest. Nur so kann eine angemessene Behandlung eingeleitet werden.

Hast du es geschafft dich von deinen Rückenschmerzen zu befreien, dann erzähle möglichst vielen von deinem Erfolg. Behalte dein Wissen und deine Erfahrungen nicht für dich. Hilfst du anderen Menschen damit, bekommst du auch wieder etwas zurück. Dann werden wir alle zusammen glücklicher und gesünder miteinander leben.

Ich würde mich sehr über eine positive Rezension auf Amazon freuen, wenn dir dieses Buch geholfen hat. Mein Ziel ist es, so vielen Menschen wie möglich dabei zu helfen ihre Rückenschmerzen zu lindern oder sogar ganz zu beseitigen. Mit deinem Feedback können wir zusammen dieses Ziel erreichen.

Es ist ganz einfach:
Gehe jetzt auf <u>www.amazon.de</u> für deine wertvolle Rezension. Gebe in das Suchfeld den Titel „Rückenschmerzen" und meinen Namen (Mario Dinges) ein. Klicke auf das Buch und dann auf „Kundenrezension verfassen". Schreibe einfach in wenigen Sätzen, wie dir das Buch helfen konnte oder was dir gefallen hat. Als Dankeschön dafür erhältst du ein von mir bereits veröffentlichtes E-Book geschenkt. Welches du haben möchtest, kannst du frei wählen.

Sobald du die Rezension abgegeben hast, schicke mir einfach eine E-Mail an:
<u>rezensionen@1fachgesund.de</u> und ich lasse dir dann das E-Book zukommen. Vielen Dank schon mal vorab!

1fachGESUND

Kennst du schon meinen Blog
www.1fachgesund.de ?

Dort stelle ich dir einfache und alltagstaugliche Wege vor, die dir helfen, wenn du:

- **abnehmen** möchtest

- dich von deinen **Krankheiten befreien** möchtest

- dich **gesund ernähren** möchtest

- deine Gewohnheiten in **gesunde Gewohnheiten** ändern möchtest

- oder einfach nur **gesund und fit** werden möchtest

Mein Wissen und meine Erfahrungen wie ich diese Ziele erreicht habe, möchte ich dir dort gerne weitergeben.

Das Besondere an www.1fachgesund.de ist, dass du nicht nur von meinen Erfahrungen und meinem Wissen profitierst. Nein, du erhältst auch immer wieder exklusives Fachwissen aus der großen Hausarztpraxis von Dr. med. Wolfgang Maibach.

Damit du keinen Artikel mit wertvollen Informationen zum Thema 1fachGESUND und meine Buchneuerscheinungen verpasst, gehe jetzt auf:

www.1fachgesund.de

Melde dich für den kostenlosen Newsletter an und du erhältst als Dankeschön ein E-Book geschenkt.

Ich wünsche Dir viel Erfolg und beste Gesundheit dein Leben lang.

Mario Dinges

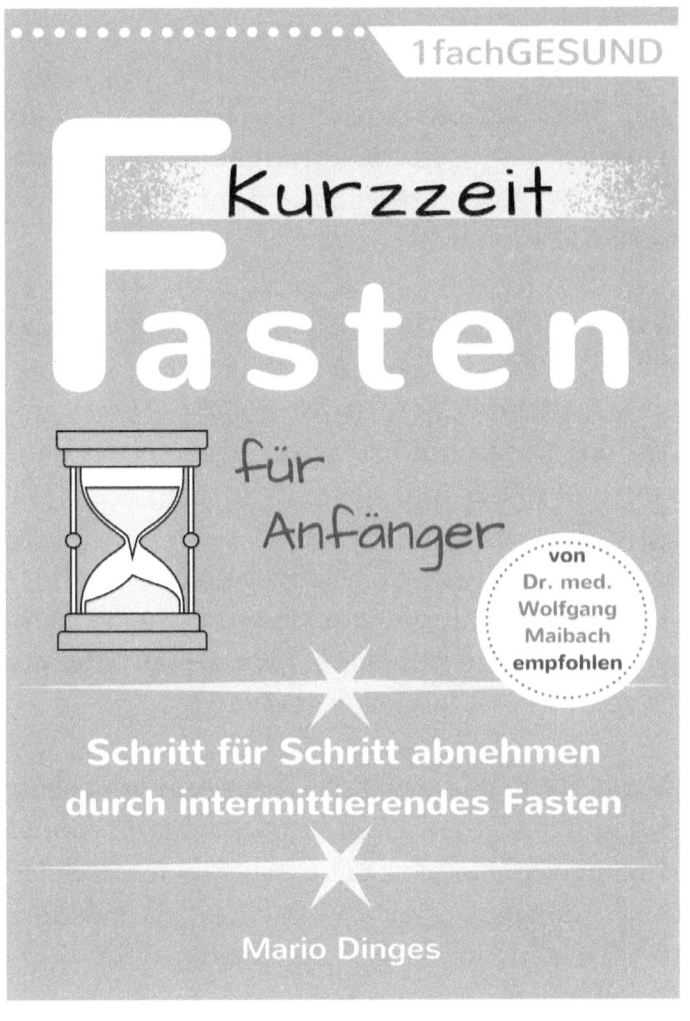

Als Taschenbuch und E-Book bei
www.amazon.de
erhältlich.

Endlich, mit Kurzzeitfasten zu deinem Idealgewicht! Du möchtest die Geheimwaffe **gegen Fett** kennenlernen? Du hast keine Lust mehr auf **Hungern, Kalorien zählen** und **Low Carb**? Du möchtest dich aus deinem **Diät - Fitness - Hamsterrad** befreien?

Dann ist dieses **motivierende** Buch genau das richtige für dich! In diesem Ratgeber bekommst du als Anfänger **Schritt für Schritt** gezeigt, wie du mit Kurzzeitfasten **ganz einfach** und für immer **schlank und gesund** wirst.

Du wirst erfahren, welche beiden einfachen Methode für **Anfänger** am besten geeignet sind, um **schnell** überflüssiges **Fett** los zu werden, ohne dabei Muskeln zu verlieren.

Wenn du nicht nur an **Übergewicht** leidest, sondern auch an **Zeitmangel** und du weder deinen kompletten Lebensstil ändern willst, noch hungern oder auf Genuss verzichten möchtest, dann ist **Kurzzeitfasten DIE LÖSUNG** für dich.

Mit meinen **praxiserprobten Tipps und Tricks** kannst du gar nicht anders, als **erfolgreich abzunehmen**. Du erhältst **alle** leicht verständlichen **Informationen**, die du benötigst um dein ganz persönliches **Abnehmziel** zu erreichen.

Am Ende des Buches wird dir das **30-Tage-Programm** dabei helfen, damit das Kurzzeitfasten für dich ganz einfach zur Gewohnheit wird.

Außerdem erfährst du in diesem Buch:

- warum du mit **Diäten** keinen Erfolg haben wirst
- mit welchen Methoden du **schnell** deine **Wunschfigur** erreichst
- wie du das Kurzzeitfasten **einfach** in deinen Alltag integrierst
- die 10 besten und **effektivsten Tipps** für Anfänger
- wie du nie wieder **Heißhunger- oder Fressattacken** bekommst
- deinen **Alterungsprozess** (Anti Aging) zu verlangsamen
- wie du deine **Leistungsfähigkeit** und **Konzentration** steigerst
- warum Essenspläne **nicht erforderlich** sind
- wie du deinen Körper **entschlacken** und

entgiften kannst
- wie du auch als Anfänger enorme **Erfolge** erzielst
- und noch vieles **Wertvolle** mehr

Warum solltest du meinen Empfehlungen folgen?

Weil **ich selbst** einige Kilos mehr auf den Rippen hatte und dann herausgefunden habe, was **wirklich funktioniert**. Du musst nicht die **Fehler** machen, die mich immer wieder zur Verzweiflung gebracht haben. Das viele **Geld** für vermeintliche schlank Kapseln, Pillen und Shakes zur Gewichtsreduktion, die eh langfristig keine Wirkung zeigen, kannst du dir endgültig **sparen**.

Worauf wartest du also noch? Deine **Strandfigur** wird endlich **Realität!**

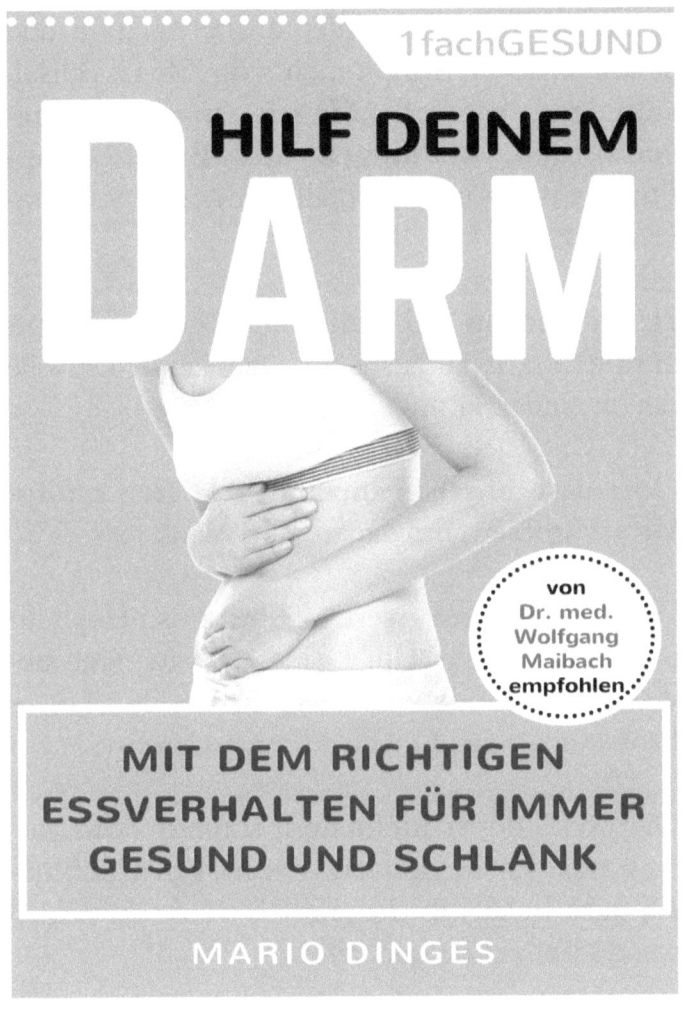

Als Taschenbuch und E-Book bei
www.amazon.de
erhältlich.

Leidest du auch oft unter unangenehmen und schmerzhaften Symptomen von Stoffwechselstörungen, wie z.B. **Magen- und Darmbeschwerden, Blähungen und Bauchkrämpfen**, die sich in Durchfall und/oder Verstopfung äußern?

Hast du schon viel **Zeit** damit verbracht, **dutzende Ärzte** aufzusuchen, die keine Ursache bei dir finden können?

Oder hast du schon **unzählige Diäten erfolglos** ausprobiert, um dauerhaft schlank zu sein?

Bevor du jetzt resigniert aufgibst, möchte ich dir in meinem Buch "Hilf Deinem Darm" eine **bewährte Methode** vorstellen, mit der du all diese Probleme in den Griff bekommen kannst.

Die Methode ist **nicht neu**, sondern wird einfach nur wieder aktiviert. Du hast den **Schlüssel** dazu bereits **in dir** und ich werde dir zeigen wie du ihn richtig benutzt.

Du wirst erfahren, dass der Schlüssel sich **in deinem Mund** befindet. Denn bereits im Mund kannst du durch **richtiges Kauen** deinem Darm viel Arbeit abnehmen. Richtiges Kauen ist **die Lösung** für viele verschiedene gesundheitliche Beschwerden, wie zum Beispiel Reizdarmsyndrom, Sodbrennen und auch Übergewicht. Nicht nur das, du wirst auch erfahren, welche **Belohnung** durch richtiges Kauen auf dich wartet.

Wie du richtig kaust und auf was du dabei achten musst, damit sich dein Gesundheitszustand langfristig verbessert, erkläre ich dir in einer **Schritt-für-Schritt Anleitung** und in **unzähligen Tipps**.

Am Ende des Buches wird dir das **30-Tage-Programm** dabei helfen, damit das richtige Kauen für dich ganz einfach zur Gewohnheit wird.

Außerdem erfährst du in diesem Buch:

- warum heute unser **Essverhalten** so gestört ist
- welche **Auswirkungen** hastiges Essen hat
- welche **vielen Vorteile** durch richtiges Kauen auf dich warten
- warum du mit **Diäten** keinen Erfolg haben wirst

- wie du deine Verdauung schon **im Mund** beeinflussen kannst
- warum du einiges an **Geld sparen** wirst
- wie du dir deine **Glücksdroge** selbst produzierst
- warum auch **Raucher** profitieren
- wie du aus der Abhängigkeit von **Industrienahrung** heraus kommst
- wie du nie wieder **Heißhunger- oder Fressattacken** bekommst
- wie du sogar deinen **Alkoholkonsum** reduzieren kannst
- und noch vieles **Wertvolle** mehr

Worauf wartest du also noch? Nimm deine Gesundheit selbst in die Hand!

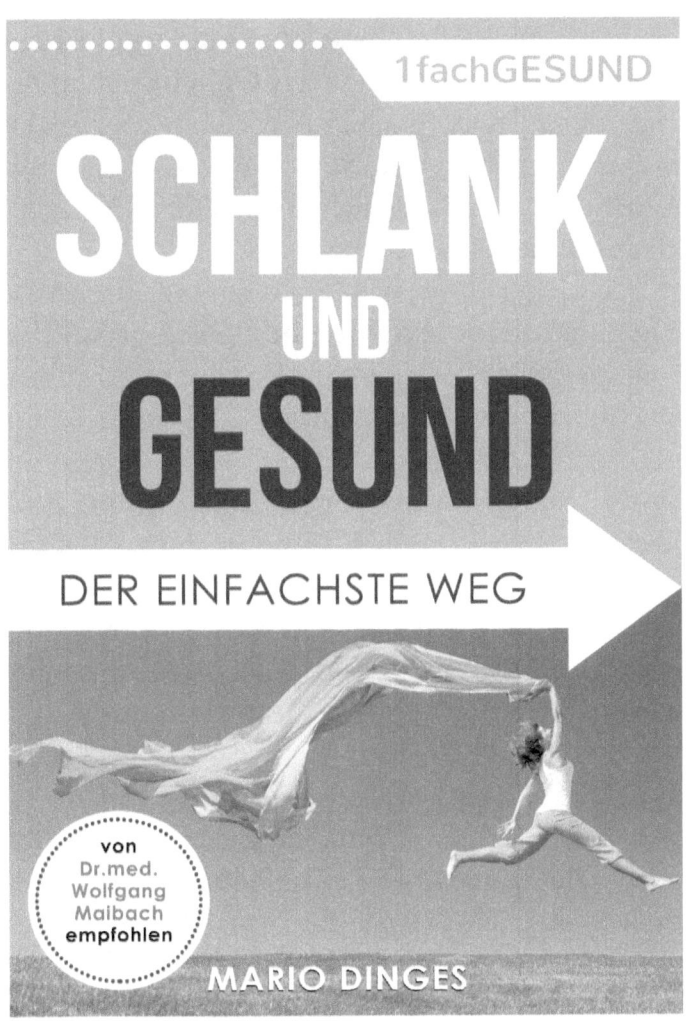

Als Taschenbuch und E-Book bei
www.amazon.de
erhältlich.

Endlich, der einfachste Weg zu deinem Idealgewicht! Du möchtest das **Geheimnis** erfahren, wie du abnimmst? Du hast keine Lust mehr auf **Hungern, Kalorien zählen** und **Low Carb**? Du möchtest dich aus deinem **Diät-Fitness-Hamsterrad** befreien?

Dann ist dieses **motivierende** Buch genau das richtige für dich! In diesem Ratgeber bekommst du **Schritt für Schritt** gezeigt, wie und durch welche Änderungen deiner Gewohnheiten du **ganz einfach** für **immer schlank und gesund** wirst.

Du wirst erfahren, welche Nahrungsmittel du **unbedingt meiden** solltest und welche gesünderen **Alternativen** dein **Fett schmelzen** lassen.

Wenn du **keinen Sport** machen kannst oder einfach **ohne Sport** schlank und fit werden willst, zeige ich dir, wie du trotzdem Bewegung in deinen Alltag integrieren kannst und damit genauso deine **Wunschfigur** erreichst.

Mit meinen **praxiserprobten Tipps und Tricks** kannst du gar nicht anders, als **erfolgreich abzunehmen**. Sobald du verstanden hast, wie es **funktioniert**, wirst du Resultate erzielen.

Dazu erhältst du **alle** leicht verständlichen **Informationen**, die du benötigst, um dein ganz persönliches **Abnehmziel** zu **erreichen**.

Außerdem erfährst du in diesem Buch...

- warum **alle Diäten** dich in eine Sackgasse führen

- welche **Gewohnheiten** dich wirklich an dein Ziel bringen

- wie du anhand einer genauen Anleitung deinen Weg zu deinem **Traumkörper** beginnst

- wie du mit **negativen Gedanken** umgehst

- jede Menge leckere **Rezeptideen**

- welche **gesunden Alternativen** dich auch glücklich machen

- wie du nie wieder **Heißhunger- oder Fressattacken** bekommst

- mit welchen alltäglichen Bewegungen du ganz einfach **Fett verbrennst**

- warum dein **Darmmilieu** über dein Körpergewicht entscheidet

- wie du **schlank im Schlaf** wirst

- und noch vieles **Wertvolle** mehr

Worauf wartest du also noch?
Deine **Strandfigur** wird endlich **Realität!**

Wichtiger Hinweis

Der Inhalt dieses Buches wurde mit größter Sorgfalt geprüft und erstellt. Für die Korrektheit, Vollständigkeit, Qualität und Aktualität der Inhalte kann jedoch keine Garantie oder Gewähr übernommen werden. Der Inhalt dieses Buches spiegelt die persönliche Erfahrung und Meinung des Autors wider und dient nur dem Unterhaltungszweck. Der Inhalt sollte nicht mit medizinischer Beratung und Betreuung verwechselt werden. Es wird keine juristische Verantwortung oder Haftung für Schäden aller Art übernommen, die durch kontraproduktive Ausübung oder durch Fehler des Lesers entstehen. Es kann auch keine Garantie für Erfolg übernommen werden. Der Autor übernimmt daher keine Verantwortung für das Nichterreichen der im Buch geschilderten Ziele.

Impressum

Mario Dinges
In den Gensäckern 15
35428 Langgöns

www.ingramcontent.com/pod-product-compliance
Lightning Source LLC
Chambersburg PA
CBHW020439220526
45464CB00002B/768